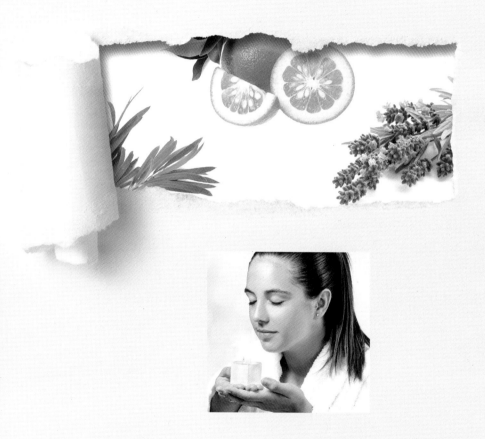

내 몸을 깨우고 삶을 변화시키는

기적의 아로마 수업

Kobayashi Kei 저

홍지유 옮김

dcb
대경북스

내 몸을 깨우고 삶을 변화시키는

기적의 아로마 수업

초판인쇄	2019년 2월 15일
초판발행	2019년 2월 20일
발 행 인	민유정
발 행 처	대경북스
ISBN	978-89-5676-778-9

이 도서의 국립중앙도서관 출판예정도서목록(CIP)은 서지정보유통지원시스템 홈페이지
(http://seoji.nl.go.kr)와 국가자료종합목록시스템(http://www.nl.go.kr/kolisnet)에서
이용하실 수 있습니다.
(CIP제어번호 : CIP2019004193)

등록번호 제 1-1003호
서울시 강동구 천중로42길 45(길동 379-15) 2F
전화: (02)485-1988, 485-2586~87 · 팩스: (02)485-1488
e-mail: dkbooks@chol.com · http://www.dkbooks.co.kr

기적의 아로마 수업에 오신 것을 환영합니다!

당신은 어떻게 이 책을 손에 넣었나요?
아로마테라피에 관심이 있기 때문인가요?
'기적'이라는 말에 두근두근했기 때문인가요?
아직 진짜 이유가 무엇인지 잘 모를 수도 있겠네요.

그럼 지금부터 즐거운 향기 여행을 떠나볼까요?
진짜 내 모습에 눈뜨는 두근거림을 꼭 맛보시기 바랄께요.
"Awakening Aromatherapy나를 깨우는 아로마"로 일어나게 될 치유와 변화의 과정은
기쁨과 놀라움으로 가득 차 있어요.

'향기와 마주하기'
당신은 이런 심플함으로부터 많은 깨달음을 얻을 거예요.

에센셜오일essential oils ; 방향성 약용식물에서 추출하는 특유의 향과 살균 ·
진정 · 이완 등 치유 효능을 가진 고농도의 천연식물성 오일은 당신에게 최고의
선물이 될 것입니다.
좋지 않았던 신체 컨디션이 개선될 수도 있고,
삶의 목표를 찾을 수도 있습니다.
어쩌면 운명의 파트너를 만날 수도 있겠죠.

행복으로 가득 찬 자기 자신과 만날 때,
당신은 이 책을 손에 넣게 된 이유를 분명히 알게 될 거예요.

자, 에센셜오일의 마법을 믿고, 당신만의 기적을 일으켜보세요!

들어가며

처음 뵙겠습니다. 아로마테라피스트 고바야시 케이小林 Kei입니다. 제가 창안한 "Awakening Aromatherapy"는 에센셜오일의 향기를 통해 자신의 본모습에 눈뜨게 되는 신감각新感覺 자연요법입니다. 자세한 내용을 전해 드리기 전에 먼저 아로마테라피와 저의 관계에 대해 말씀드리겠습니다.

향기의 세계를 만나기 전, 저는 항상 다른 사람에게 저 자신을 맞추거나, 다른 사람의 얼굴색을 살피곤 했습니다. 어떤 일을 결정할 때에도 '다른 사람들이 선택하는 대로' 또는 '이것을 선택하면 다른 사람들 보기에 괜찮겠지'하며, 다른 사람들의 가치 기준을 따르곤 했습니다.

하지만 향기의 세계에서는 그 기준이 통하지 않습니다.

후각은 본능과 직결되기 때문에 사람은 향기 앞에서 거짓말을 할 수 없습니다. 마음에 들지 않는 냄새를 맡으면 미간에 주름이 생기고, '좋다'라는 말이 안 나옵니다. 반대로 마음에 드는 향기를 맡으면, 서서히 얼굴에 웃음이 번지죠.

사람들은 저마다 좋아하는 향기와 싫어하는 냄새가 다릅니다. '다른 사람들과 같아야 한다'고 여겨서 '다른 사람들에게 나 자신을 맞추기'에 열심이었던 저는 향기를 통해 '나 자신에게 솔직해지는 방법'과 '사람들은 저마다 자신만의 독자적인 가치관을 가져도 좋다'는 사실을 배웠습니다.

그때 처음으로 나 자신을 깊이 마주했고, 진지하게 '나다운 삶의 방식'으로 살아가고 싶다는 생각이 들었습니다. 내가 정말 좋아하는 것, 정말 즐겁다고 생각하는 것을 하면서 살고 싶었습니다. 그리고 향기로 인해 제 삶의 방식은 크게 달라졌습니다.

| 과거의 나, 그리고 아로마와의 만남!

저는 20대 초반부터 직장 생활을 했습니다. 그런데 갑자기 자율신경실조증자율신경기능의 부조화로 일어나는 이상증세이 발병하여 혼자서 걸을 수 없고, 다른 사람과 대화를 나누는 일조차 불가능한 하루하루를 보냈습니다. 뒤이어 실어증과 우울증까지 겹쳐서 이불 속에 틀어박혀 지내는 생활이 전부인 삶을 살았습니다.

그러던 어느날 위기감을 느꼈습니다. 갑자기 '이대로는 안 되겠다. 나를 일으켜 세울 사람은 나 자신밖에 없어!'라는 생각이 들었습니다.

이불 속에 살면서 내 몸을 이 지경으로 만든 것은 나 자신이라는 사실을 통감하게 된 것입니다.

저는 나 자신을 치유하기 위해 컬러테라피color therapy, 색채치료를 배웠습니다. 이때 받은 상담consultation은 저에게 큰 계기가 되었습니다. 당시에 저는 실어증이 낫지 않은 상태였기 때문에 일상생활이 매우 힘들었는데, 이때 아로마테라피를 만난 것입니다.

아로마테라피는 과학적이며 직감적입니다. 저는 '좋은 향기가 주는 릴랙스relax ; 휴식, 이완'효과뿐만 아니라, 향기가 정신에 작용하는 메커니즘을 배웠기 때문에 안심하고 조합했습니다.

트리트먼트treatment ; 치료, 손질를 하면 머리 속이 텅 비는 느낌이 들어 눈 앞의 현실에 집중할 수 있었습니다. 항상 불안이나 생각할 일들이 머리를 가득 채우고 있었던 나에게 트리트먼트는 '무無'라는 감각을 가르쳐주었습니다. 이로 인해 나의 내면은 크게 변화했습니다. 저는 점점 즐기면서 시술에 집중하게 되었습니다.

저는 아로마 스쿨을 졸업함과 동시에 명함을 만들어 만나는 사람마다 나눠주면서 트리트먼트를 받게 하였습니다. 당시에는 아로마테라피가 별로 알려져 있지 않았기 때문에 사람들에게 '우선 아로마에 대해 알게 해보자!', '트리트먼트를 체험해보게 하자!'라는 느낌으로 시작했습니다.

'아로마의 즐거움, 기분 좋은 느낌을 전하고 싶다'라고 생각하면 이상하게도 누구를 만나든 이야기를 나눌 수 있었습니다. 그리고 시간이 조금 지난 후에 어떤 사실을 깨닫게 되었습니다.

"어!? 어느새 실어증이 나았네!"

"그러고 보니, 자율신경실조증도 발작하지 않아!"

결국 저의 병은 아로마테라피로 완치되었습니다.

┃식물 에너지를 나 자신에게 융합시켜
   '되고 싶은 나' 만들기

실어증이나 자율신경실조증의 증상이 전혀 나타나지 않게 되기까지 저는 아로마를 생활에 접목시킬 때 에센셜오일의 약리 작용에 의지하기보다도 그냥 '좋다'고 느껴지는 향기를 활용했습니다.

당시 제가 좋아했던 향기는 나무wood계나 수지resin, 樹脂 ; 나뭇진, 나무에서 나오는 진계의 차분한 향이었습니다. 그때까지 다른 사람의 가치관에 맞춰 뿌리 없는 풀처럼 이리저리 흔들리며 살아왔던 제가 '나 자신에게 책임을 다하자. 나답게 살자'고 결심한 시기였습니다.

확실히 목부木部 ; 목본 식물의 관다발 안에 물관·헛물관·목질부섬유 등으로 이루어진 수분의 통로가 되는 부분. 木質部의 향기는 나에게 제대로 된 중심축을 갖게 해주었고, 수지樹脂의 향기는 과거의 상처를 치유해주었으며, 인생의 스텝업step up을 응원해주었습니다. 당시에는 에센셜오일에 그런 힘이 있다는 사실을 몰랐지만, '좋다'고 느끼는 향기가 그때의 나에게 필요한 것이었습니다. 이러한 체험을 통해 사람은 자신이 필요로 하는 향기를 좋아한다는 사실을 이해하게 되었습니다.

에센셜오일의 본질을 알게 된 데는 이런 일도 있었습니다.

아로마 스쿨을 졸업한 지 몇 년 후, 한 번도 만나지 않던 동창생을 오랜만에 만나기로 했습니다. 약속 장소에 가긴 했지만, 사실 얼굴이 제대로 기억나지 않았습니다. 하지만 그녀가 다가왔을 때 바로 알 수 있었습니다. 왜

냐하면 너무나 아름다웠기 때문이죠! 얼굴이나 스타일 때문이라기보다는 그녀가 뿜어내는 부드러우면서도 달콤하고 우아한 분위기가 저에게 와닿았습니다.

그 친구는 학교 다닐 때 장미나 네롤리 등 꽃향기를 좋아해서 트리트먼트 트레이닝을 할 때에도 항상 꽃향기를 고르곤 했습니다. 그 기억이 순간적으로 떠올라 다시 만나자마자 나눈 대화가 이랬습니다.

"○○야, 너 졸업하고도 계속 꽃 에센셜오일을 쓰고 있는 거야?"

"케이, 너는 나무 향기를 계속 좋아하는 것 같은데?"

"어떻게 알았어?"

"옛날 분위기랑 전혀 달라졌으니까. 굉장히 차분하고 자기 관리가 잘 되어 있는 모습이, 뭐랄까 나무같다는 느낌이 들었거든."(웃음)

우리 둘은 계속 사용해온 에센셜오일과 같은 성질의 에너지가 되어 있었기 때문에 오랜만에 만났음에도 바로 알아볼 수 있었던 것입니다.

에센셜오일은 식물의 생명 에너지의 결정입니다. 꽃 에센셜오일을 사용한다면 꽃 에너지를 자기 자신에게 융합시키고, 나무 에센셜오일을 사용한다면 나무 에너지를 자신에게 융합시킬 수 있습니다. 이 경험은 에센셜오일의 본질을 체험을 통해 느끼고 아로마테라피 스타일을 바꾼 계기가 되었습니다.

향기를 통해 나를 깨우는
Awakening Aromatherapy

'에센셜오일을 계속 사용하면 사람의 성질이 바뀌는구나. 그렇다면 추출 부위에 따른 에센셜오일의 특징을 이해하고, 내가 더 채우고 싶거나 높이고 싶은 부분에 맞게 사용하면 어떻게 될까?'

그동안은 단순히 '좋다'고 느껴지는 향기를 썼지만, 이때부터는 '내가 어떻게 되고 싶은지', '어떤 부분을 높이고 싶은지'에 초점을 두고 에센셜오일을 고르는 스타일로 바꿨습니다.

에센셜오일은 추출 부위마다 독자적인 역할이나 특징이 있습니다. 예를 들어 꽃은 식물의 생식기관이며, 그 식물의 개성을 가장 잘 표현하는 부위입니다. 그래서 '생식'이나 '개성 표현'에 대한 에너지가 필요할 때, 사람은 꽃 에센셜오일의 향기에 끌리게 됩니다.

나아가 '이 향기가 좋아!'라고 느껴지는 에센셜오일을 찾으면 '왜, 이 향기에 끌릴까?'라고 자신의 내면을 살펴보게 됩니다. 에센셜오일마다 각각의 개성이나 메시지가 있기 때문에 '아, 나는 지금 이런 상황이니까, 이 향기의 에너지가 필요하구나'라고 자신의 상황을 객관적으로 알 수 있게 됩니다. 즉 지금의 나는 어떤 일로 어려움을 겪고 있는지, 어떻게 하고 싶은지 등 본모습을 향기를 매개로 볼 수 있습니다.

나만이 특별히 느끼는 향기가 있는 것만으로도 있는 그대로의 나로 되돌아 올 수 있습니다. '나답게 살고 싶다'는 생각을 주는 향기가 있을지 모릅니다. 그것은 그 에센셜오일이 자신의 본질에 굉장히 가깝다는 뜻입니다. 비슷한 성질끼리는 서로 공명共鳴하기 때문입니다.

클라이언트client ; 고객, 단골손님 중에는 '나답게 살자'고 했을 때 '나다운 게 뭔지 모르겠다'는 사람도 있습니다. 그런데 '나'라는 축, 혹은 출발점을 모르면 앞으로 어떻게 살아야할지도 알 수 없습니다.

이때는 그런 상태의 자신이 '좋다'고 느끼는 향기로부터 지금의 나를 찾는 방식으로 진행합니다. 공명하는 식물 에너지로 심신을 채우고, 트리트먼트로 몸안에 순환을 일으켜주면 많은 클라이언트가 자신만의 인생 행보를 순조롭게 밟아가게 됩니다.

좋다고 느끼는 향기의 특성을 알면 지금까지 갇혀 있던 '나다움'을 깨닫게 됩니다. 다만 향기는 말을 할 수 없습니다. '향기' 그 자체가 언어이며 메시지입니다. 에센셜오일과 마주함으로써 스스로 그 메시지를 깨달아갑니다. 그런 과정을 즐기는 아로마테라피가 바로 제가 말하는 'Awakening Aromatherapy나를 깨우는 아로마'입니다.

다음 페이지에서는 사람과 식물의 상관도를 소개합니다. 저도 이 관계를 알게 되었을 때 '이렇게나 공통점이 많다니!'하고 놀랐습니다. 이 관계를 알아두면 'OO작용'에 현혹되지 않고 향기 고르는 법을 알 수 있습니다.

그러면 바로 레슨을 시작하겠습니다!

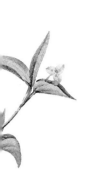

식물과 인간은 이렇게 닮았다!

아로마테라피를 배우면서 본 교과서나 참고서에는 'OO 작용'이라는 내용이 가득했습니다. 그런데 라벤더lavender나 샌달우드sandalwood, 백단, 백단향 페이지에는 '진정 작용'이라고밖에 쓰여져 있지 않아 조금 놀라기도 했습니다.

좋아하는 향기를 발견하여 '이 에센셜오일에는 어떤 특징이 있을까?' 하고 두근거리는 마음으로 책을 찾아보니 화학적인 해설만 가득하여 아쉬웠던 적도 있었습니다.

약리 작용은 확실히 중요하지만, 다른 시점에서 에센셜오일을 이해하고 싶었던 저는 식물에 대해서도 공부하게 되었습니다. 식물과 사람은 전혀 다른 생물처럼 보이지만 공부를 해보니 사실은 닮은 부분이 많았습니다. 잎은 식물의 호흡기 역할을 하고, 잎의 에센셜오일은 사람들의 호흡기 트러블과 관련이 있다는 사실도 알게 되었습니다.

에센셜오일을 고를 때 추출 부위를 알아두면 그 특징을 대략 파악할 수 있습니다.

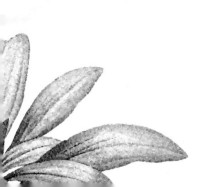

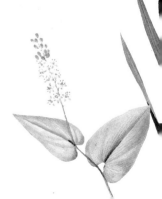

기 타

먹을 수 있거나 음용할 수 있는 것은
모두 소화계통에 작용한다

체 표 강화 = 보호 [나무껍질]

- 상처 자국 : 상처 치유
- 경계 : 새로운 조직의 보호

나무껍질에 상처가 나면
수지가 분비된다

어린이 차세대 희망 = 미래 [과일껍질]

- 젊음 : 건강, 생명력
- 지성피부 : 오렌지 스킨/귤껍질 피부
  (여드름 자국이 있는 피부)

DNA정보 스타트 = 생명의 시작 [씨앗(열매)]

- 껍질 : 보호, 경계선
- 생명의 유지 : 유전, 체질

머리 신경성 = 아름다움 [꽃]

- 뇌 : 섹슈얼리티, 생식기
- 얼굴 : 개성의 표현, 대뇌, 신경 시스템

가슴 성장 = 움직임 [잎]

- 심장 : 체액 순환의 박동(맥박이 뜀)
- 폐 : 호흡기

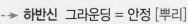

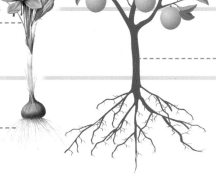

하반신 그라운딩 = 안정 [뿌리]

- 장 : 수분과 영양의 흡수, 배설
- 다리 : 신체를 지지

몸통 센터링 = 지지하다 [나무기둥]

- 척수 : 신경계통
- 내장, 조직 : 수분의 순환, 대사

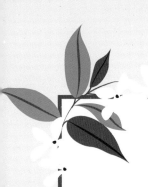
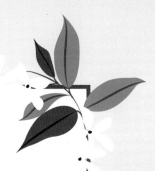

차 례

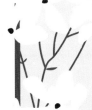

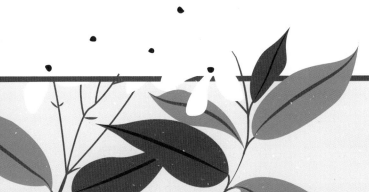
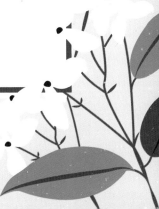

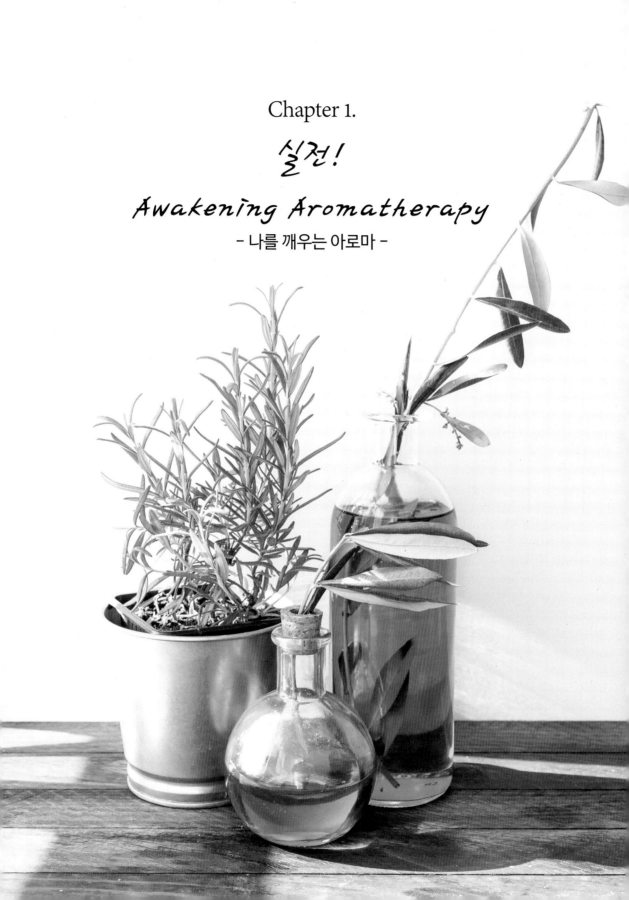

Chapter 1.

실전!

Awakening Aromatherapy
- 나를 깨우는 아로마 -

레슨 진행 방식

"Awakening Aromatherapy"에서 '향기의 이미징'
시간은 매우 중요합니다. 향기의 이미징이란 향기를 깊게
들이마신 후 '자신이 무엇을 원하는지', '어떤 메시지를 얻었는
지', '어떤 이미지가 떠올랐는지' 등을 이미징 노트노트나 스케치북
등 쓰기 편한 것에 그려봄으로써 향기를 통하여 지금의 나를 직시하는
과정입니다.

이미징imaging을 통해 만나는 향기는 육체는 물론 마음속
깊이, 더 나아가 자신의 영혼까지 닿기도 합니다.
약리·약효를 머리로만 외우기보다 세포 단위로
에센셜오일을 받아들이면 지금까지와 달리
보다 친밀하게 향기를 느낄 수 있습니다.

이미징 방법

일반적인 통상의 레슨에서는 매회 3~4종의 에센셜오일을 이미징imaging 합니다. 처음에는 각각 무슨 향인지는 미리 알려주지 않습니다. 선입견없이 그 향기를 느껴보는 과정이 중요하기 때문입니다. 이미징이 '향기 맞추기'가 되지 않도록 감성과 직감으로 느껴보시기 바랍니다.

그럼 본격적으로 이미징 진행 방법을 소개하겠습니다.

1 시향지試香紙에 에센셜오일을 떨어뜨립니다. 향기를 맡기에 가장 좋다고 느껴지는 거리까지 코를 가까이 댑니다. 향기를 맡을 때에는 눈을 감는 것이 중요합니다. 시각 정보에 현혹되지 않고 향기에 집중하기 위해서입니다.

2 어깨의 힘을 빼고 심호흡을 하듯 향기를 들이맡습니다. 향기가 몸안에 가득 차도록 한 후 그 향기가 몸의 어디에 닿는지를 느껴봅니다. '머리가 맑아진다', '배가 따뜻해진다', '발 안쪽이 찌릿찌릿해진다' 등 향기에 따라 몸에 도달하는 방식이 다름을 체감할 수 있습니다.

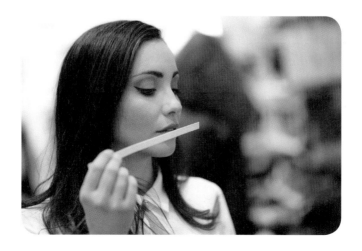

③ 그 향기가 좋은지, 싫은지. 좋으면 어떤 식으로 기분이 달라지는지, 싫다면 어떤 면이 싫은지 등을 느껴봅니다.

④ 펜이나 색연필로 그 향기로부터 떠오르는 색이나 모양, 온도감 등을 이미징 노트에 모두 그려봅니다.

Point

'밝은 향기', '여름 느낌 향기', '조금 날카로운 느낌' 등 색을 칠해도 좋고, 말로 써도 상관없습니다.

표현하기 어려우면 생각해내려고 애쓰지 말고, 떠오르는 것들을 그대로 그려갑니다.

≥ NOTE ≤

1 조금 날카로운 느낌

2 여름 느낌 향기

3 밝은 향기

4

5

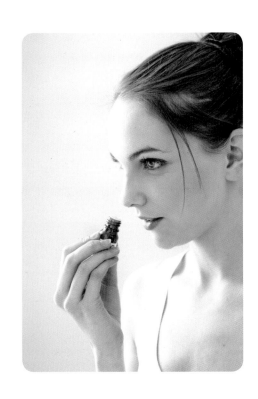

⑤ 이 과정 중 메시지같은 것들이 떠오를지도 모릅니다. 느껴지면 놓치지 말고, 바로 써내려가도록 합니다.

> **Point**
>
> 메시지는 순간적으로 스쳐 지나가기 쉬우므로 망설이지 말고 써야 합니다. '왜, 이런 게 떠오르지?'라고 생각하는 순간 좌뇌가 작동하기 시작하여 메시지를 놓쳐버리기 때문입니다.

⑥ 마지막으로 참가자끼리 이미징을 공유합니다. 사람마다 좋은 느낌이 드는 향기가 다르거나 한 가지 향기에 모두 전혀 다른 느낌을 받는 체험을 하면 향기에 대한 이해가 좀 더 깊어집니다.

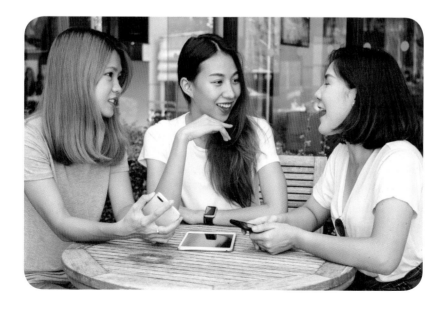

혼자 이미징을 즐길 때

1 우선 이미징할 에센셜오일 3~4병을 고릅니다.

마음에 드는 것을 직감으로 골라도 되고, 추출 부위별로 한 병씩 골라도 좋습니다. 하나씩 천천히 향기를 들이마시고, '가장 좋다!'고 느껴지는 향기나 지금 나에게 가장 잘 와닿는 향기를 고릅니다. 어렵게 생각하지 말고, 지금 이미징해보고 싶은 향기를 후보로 합니다.

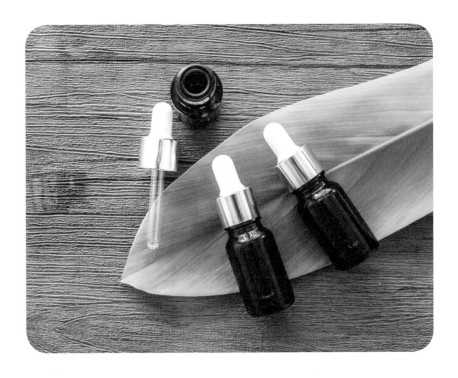

2 이미징 노트에 이미징한 내용을 그려두면 나중에 그때 왜 그 향기가 좋았는지, 그런 생각이 왜 들었는지 등을 통하여 자신을 돌아볼 수 있습니다.

3 이미징 노트를 준비하지 않더라도 가만히 향기와 마주하는 과정이 중요하므로 가벼운 마음으로 이미징을 즐겨보시기 바랍니다.

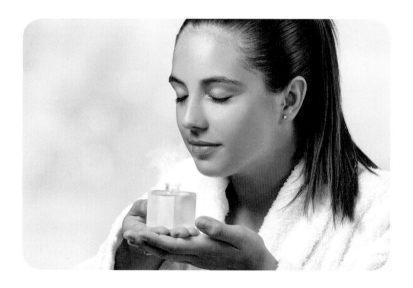

▎ 향기는 조금씩 마음의 문을 열어줍니다

중요한 것은 막연히 향기를 맡는 행위가 아니라, 마음을 가라앉히고 '지금 나에게 필요한 향기는 무엇일까'하고 의식을 집중시켜서 맡는 것입니다. 자신이 원하는 메세지가 있다면 그것을 생각하면서 맡아도 됩니다.

예를 들면 이렇습니다.

"지금, 무언가에 몰입하고 싶어! 이런 나를 응원해줄 수 있는 향기는 뭘까?"

"늘 다른 사람들 의견만 따르게 돼. 내게 용기를 주는 향기는 없을까?"

"어떤 향기가 내가 좋아하는 향기인지 몰라서 못 고르겠어!"

이런 분들은 의식이 조금 혼란스러운 상태이거나, 진짜 자신을 너무 감춰서 의식에 장애물이 쌓여 있을지도 모릅니다. 하지만 안심하세요. 향기는 조금씩 의식의 문을 열어주니까요.

처음에는 억지로 '이거...'하면서 고른 향기부터 사용해보세요. 그러다가 '이 향기는 좀 다를지 몰라'라고 느껴지면 다른 향기를 골라도 됩니다. '써보면 써볼수록 이 향기가 좋아진다'고 느껴지면, 그대로 계속 사용합니다. 어렵게 생각하지 말고 즐기면서 골라보세요.

향기는 단 0.1초만에도 뇌를 바꾼다고 합니다.

"Awakening Aromatherapy"에서 중요한 것은 '향기를 맡는 즐거움'입니다. '좋아하는 향기를 맡는 것'만으로도 의식이 고양되고 기분을 원활하게 바꿀 수 있습니다. 그 결과 항상 좋은 기분으로 살 수 있습니다.

▍트리트먼트를 함께 추천하는 이유

이미징과 함께 추천하는 과정은 '아로마테라피의 진수'라고 불리는 트리트먼트입니다. 에센셜오일에 다른 오일을 섞어서 피부에 바르면 체온에 의해 에센셜오일이 휘발되어 향기를 더 잘 느낄 수 있습니다.

훌륭한 감각기관인 피부에 에센셜오일을 이용한 트리트먼트로 기분 좋은 자극을 주면 피부 감각을 높이고, 감성을 열어 직감력이 높아집니다.

매일매일 일에 치여 삶의 기쁨을 잊고 사는 사람들이나, 마음의 감각보다 사고나 이성으로 모든 일을 선택하기 쉬운 사람들에게 에센셜오일 트리트먼트는 '기쁨'과 '감수성'을 되찾는 데 도움을 줍니다.

우리의 의식이 과거에 갇혀 있거나, 아직 오지 않은 미래에 가 있으면 어떤 일도 생각대로 되지 않습니다.

여기 존재하는 '나'의 육체, 마음, 신경, 의식, 영혼 등 중 육체만 실체로 만질 수 있고, '지금'이라는 순간에 존재합니다.

트리트먼트로 육체의 감각을 높이면 '지금' 이 순간에 의식을 집중시키기가 쉬워져 과거에 갇히거나 미래에 대한 불안에서 해방됩니다.

아로마테라피스트로서 매일 클라이언트를 마주하면서 여러 가지를 느낍니다.

몸이 안 좋은 분들이 주로 호소하는 '부종'이나 '뭉침' 등으로 신체에 막힘이 생긴 분들은 의식에도 막힘이 생기기 쉬운 경우가 많으며, '불면'이나 '월경불순' 등으로 신체 리듬이 망가져 있는 분들은 자기 페이스대로 살 수 없는 경우가 많습니다. 신체의 상태가 의식에 나타나기 때문입니다.

식물은 자연의 흐름에 몸을 맡기고 완전히 자기 페이스로 삽니다. 그리

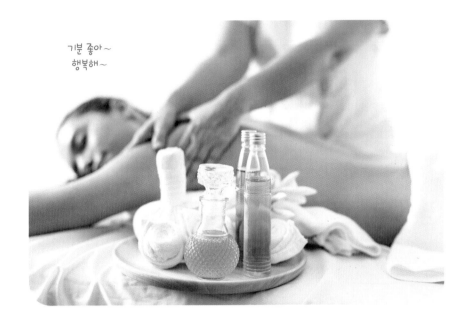

고 각각 개성적이면서도 완전한 조화를 이룹니다. 그러한 식물의 에센스 essence ; 식물의 꽃 따위에서 뽑아낸 방향성 물질인 에센셜오일을 사용하여 트리트 먼트를 통해 신체 중심에 다이나믹한 움직임을 주면 막혀 있던 의식이 움 직이고, 신체 리듬이 자연스럽게 맞춰집니다. 이 점이 바로 트리트먼트의 큰 매력입니다.

에센셜오일의 향기를 통해 자신의 본질을 이해하고 삶의 목적을 찾아 가는 과정은 매우 의미있는 새로운 감각의 자연요법입니다. 이 자연요법 은 '나'에 대한 이해를 깊게 할 수 있도록 합니다.

그리고 아로마테라피스트가 이 방법을 취하면 클라이언트의 마음에 좀 더 다가간 시술이 가능합니다.

에센셜오일의 약리 작용도 중요하지만, '좋아!'라고 느껴지는 향기와 만나고, 그 향기를 통해 내면의 소리에 귀를 기울이는 과정이 아로마테라피의 묘미입니다.

누구나 언제든지 자신의 마음속 작은 목소리, 그러나 진실을 강하게 호소하는 목소리에 귀를 기울이기만 하면 새로운 인생의 무대에 올라설 수 있습니다.

이 책에서 전개하는 7회의 레슨을 통해 "Awakening Aromatherapy"의 세계로 함께 여행을 떠나봅시다!

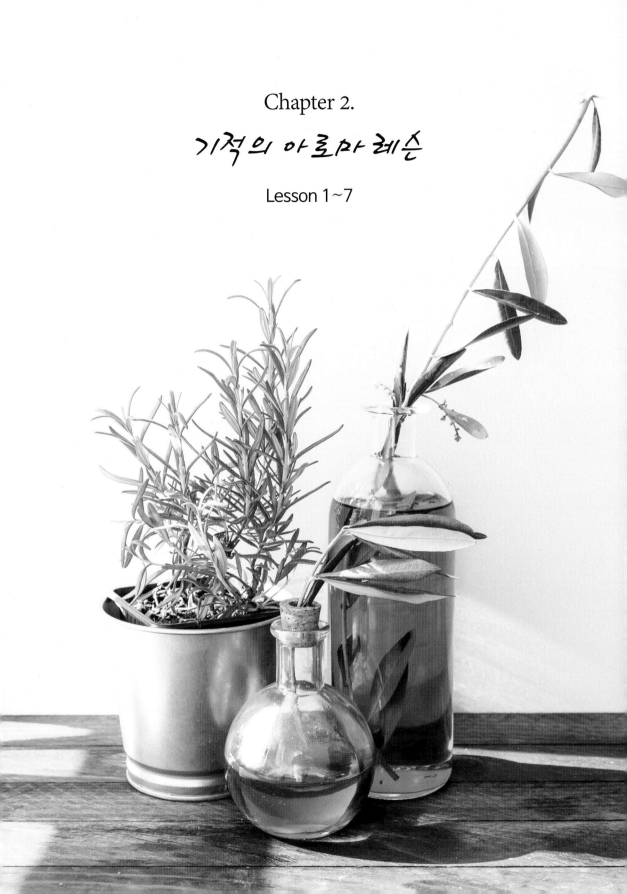

Chapter 2.

기적의 아로마 레슨

Lesson 1~7

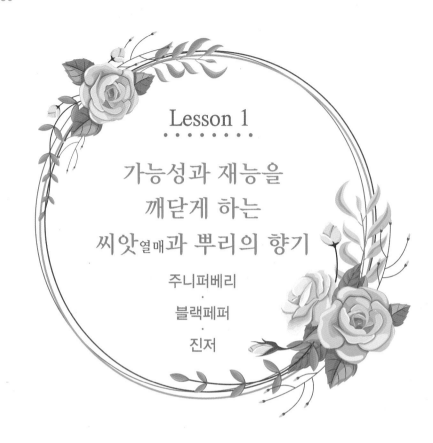

Lesson 1

가능성과 재능을
깨닫게 하는
씨앗열매과 뿌리의 향기

주니퍼베리

·

블랙페퍼

·

진저

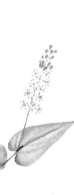

📌 씨앗열매의 에센셜오일

첫 번째 레슨에서는 씨앗열매의 향기를 다룹니다. 씨앗은 모든 것의 시작이자 마지막을 상징합니다. 그렇기 때문에 '새로운 무언가를 시작하고자' 하거나 '삶의 방식을 바꾸고 싶다'고 생각하는 사람은 이 향기에 끌립니다. 반대로 이런 의식이 없는 사람은 머리가 아플 만큼 매우 싫게 느껴지는 향이기도 합니다.

생명력의 혼이 씨앗열매의 최대 특징입니다. 예를 들어 주니퍼juniper의 열매가 성장하면 10m 되는 나무가 됩니다. 블랙페퍼black pepper는 작은 알갱이 하나가 4~8m 정도 성장합니다. 그래서 생명 에너지가 응축되어 담

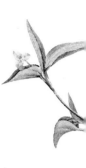

긴 씨앗열매의 에센셜오일은 향기와 기능 모두 강력합니다.

간 · 심장 · 신장콩팥은 우리 몸의 생명 에너지를 담당하는 중요한 장기입니다. 씨앗열매의 생명 에너지가 담긴 에센셜오일은 간과 심장, 신장콩팥을 강건하게 해줍니다. 다만 피로에 쩔어 있는 사람에게는 너무 강하게 작용하므로 트리트먼트로 해결해주어야 합니다.

씨앗의 에센셜오일은 방향욕aromatic bath, 芳香浴을 할 때 몇 방울 떨어뜨리는 정도는 문제되지 않으나, 트리트먼트에 사용하면 신장에 부담을 줄 수 있습니다. 따라서 탈진한 사람이나 신장질환이 있는 분에게는 권하지 않습니다.

씨앗열매 안에는 가능성이나 재능이 들어 있습니다. 아무것도 들어 있지 않은 것처럼 보이지만, 흙에 심으면 뿌리를 내리고, 싹을 틔우고, 잎을 뻗고, 꽃을 피웁니다. 이는 씨앗이 에센스essence ; 식물의 꽃 따위에서 뽑아낸 방향성 물질를 품고 있다는 의미입니다. 다만 볕이 잘 들고, 땅이 비옥하고, 비도 적당히 내려야 그 씨는 발아하여 순조롭게 성장할 수 있겠지요. 만

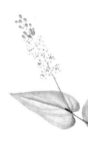

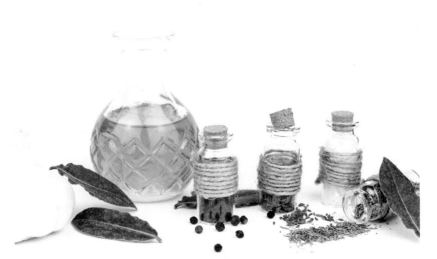

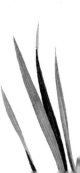

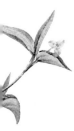

약 씨가 떨어진 곳이 재수없게도 볕이 잘 안 들고, 땅도 척박하고, 비도 거의 내리지 않는 환경이라면, 제대로 자랄 수 없을 것입니다.

　그렇다면 씨앗열매의 에센셜오일을 어떻게 사용하면 좋을까요? 모든 사람은 타고난 자기만의 재능이나 가능성이 있습니다. 그리고 식물과 달리 사람은 스스로 가능성이나 재능이 싹 틀 장소를 선택할 수 있습니다. 자신의 가능성을 믿고 키우고 싶다면 좋은 환경에 씨앗을 심어주어야 합니다. 주니퍼베리는 씨앗을 심을 수 있게 도와주는 향기입니다.

　반대로 '이렇게 하고 싶다', '이런 식으로 살고 싶다'는 바람이나 희망이 없는 사람이 이 향기를 맡으면 머리가 아플 수 있습니다. 그것은 향기를 통해 스스로 막아둔 뚜껑이 열릴까봐 두렵기 때문일지도 모릅니다. 또는 자신이 깨달은 가능성이나 재능이 이러한 환경에서 멀어지고 삶의 방식을 바꾸는 일로 이어져 변화에 대한 두려움이 두통으로 나타날 수 있습니다.

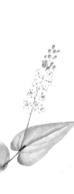

　하지만 내면에 '이런 식으로 살고 싶다!'고 하는 명확한 생각이나 희망이 있다면, 씨앗의 에센셜오일은 강력한 서포터supporter, 후원자로서 앞으로 나갈 에너지를 줍니다. 씨앗은 발아될 때에는 수동적이지만, 그 후에는 스스로 뿌리를 내리고 성장하기 때문에 음양으로 말하면 양陽의 에너지가 강합니다. 일반적으로 양은 남성적인 에너지로 해석합니다. 씨앗에는 남성적인 이미지의 향이 많습니다. '나는 여자니까 남성 에너지는 상관없어'라고 생각할 필요는 없습니다. 왜냐하면 누구든 내면에는 남성성과 여성성의 에너지 둘 다 가지고 있기 때문입니다. 그중 한 발을 내딛을 용기와 행동력, 적극성과 같은 능동적 에너지가 양의 에너지입니다. 씨앗의 향기는 양의 에너지를 높이고 싶을 때 추천합니다.

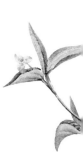

뿌리의 향기

씨앗이 생명을 발동시킬 때에는 먼저 뿌리가 흙 속으로 뻗어서 흙의 에너지를 흡수합니다. 뿌리의 특징은 '그라운딩grounding ; 땅에 발을 붙이고 현실적인 사고로 이어지게 하는 것'입니다. 그라운딩은 땅에 제대로 발을 내딛는 힘입니다. 그래서 현실에서 자신의 발로 스스로 인생을 살아가려는 에너지를 높여줍니다.

뿌리는 인체의 장이나 발과 같습니다. 차크라p.199 참조로 말하면 자신을 지지하는 토대가 되는 제1차크라p.200 참조입니다. 뿌리의 이러한 특징으로 인해 뿌리의 향기는 명확한 삶의 목표나 의미가 없는 사람에게는 아무런 끌림을 주지 못할 수도 있습니다.

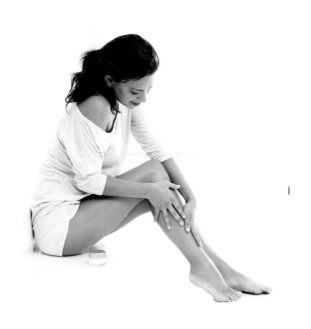

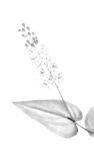

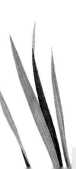

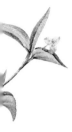

　최근 들어 '나답게 살자'는 의식이 높아진 많은 사람들이 뿌리의 향을 좋아합니다. 이들은 자신의 힘으로 나다운 인생을 살길 원합니다. 점점 건강을 추구하는 시대로 향하고 있음을 느낍니다. 삶의 목표를 향해 땅에 발을 붙이고 살아가겠다는 생각=grounding을 뿌리의 향기가 단단히 지지해줍니다.

　또한 뿌리의 향기는 하반신을 따뜻하게 하는 효과가 있기 때문에 몸이 찬 사람에게 좋습니다. 발로 에너지를 보내서 따뜻하게 해주면 행동력도 좋아집니다.

　자, 이제 각각의 향기를 소개하겠습니다.

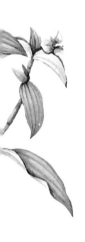

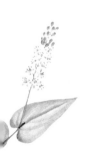

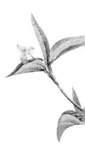

❀ 테라피스트

이번에는 3종류의 향을 이미징하겠습니다. A, B, C라고 쓴 시향지에 각기 다른 에센셜오일을 바른 후 돌려 보겠습니다.

Imaging

테라피스트

여기에는 파워풀한 향들이 많기 때문에 싫은 느낌을 받으시는 분들이 계실지도 모르겠네요. 그럴 땐 '별로 안 좋네요', '향이 너무 강합니다', '머리가 무거워집니다' 등 느끼는 그대로를 써도 됩니다. 무리해서 향을 쫓아갈 필요는 없습니다. 힘들다고 느껴지면 이미징을 그만하셔도 됩니다.

그럼 A의 향부터 시향지를 돌려보겠습니다.

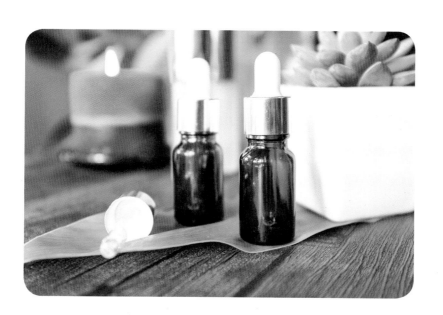

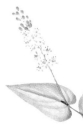

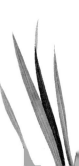

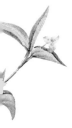

1-A향의 Image Share

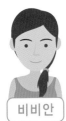

비비안

'화~'한 느낌. 그 안에 감귤 같이 쓴 느낌이 있는 냄새. 어디선가 맡아본 적이 있는 것 같은데, 별로 좋지는 않습니다. 오래 맡으면 기분이 나빠질 듯. 갈색의 떨떠름한 느낌이 남습니다.

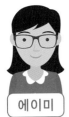

에이미

가슴, 어깨...... 상반신이 따뜻해지는 느낌. 맵고, 빨강이나 오렌지색같은 맛이 떠오릅니다. 어쩐지 숨이 막힐 것 같은 느낌. 하지만 마음에 드는 향입니다.

데이지

처음 떠오른 것은 노란색. 삐죽한, 어딘가 뾰족한 이미지를 느꼈습니다.

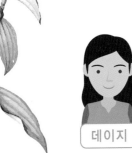

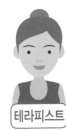

테라피스트

맑게 트인 파란 하늘. 새하얀 캔버스. 아무것도 그려져 있지 않지만 '어떤 그림을 그려갈까'하고 두근두근하게 하는 느낌. '미래는 내가 그려서 만들어가는 것, 항상 상쾌한 기분'을 느꼈습니다.

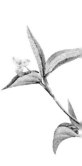

📌 향기를 통해 '나'와 마주하기

향기는 단지 맡는 행위만으로는 의미를 갖지 못합니다. '나는 이렇게 되고 싶다', '지금 이런 일로 고민하고 있는데 어떻게 하면 좋을까' 등 스스로 목표를 세운 후 맡아야 합니다. 이런 생각을 가지고 향을 맡으면 '이 향은 지금 나에게 딱 들어맞는다', '잘 와닿지 않는 걸 보니 이 향은 나에게 필요하지 않다'와 같은 과정을 거쳐 향기를 선택하게 됩니다.

향기를 통해 '나는 어떻게 하고 싶은지?'를 선택하는 과정이 아로마테라피의 묘미입니다.

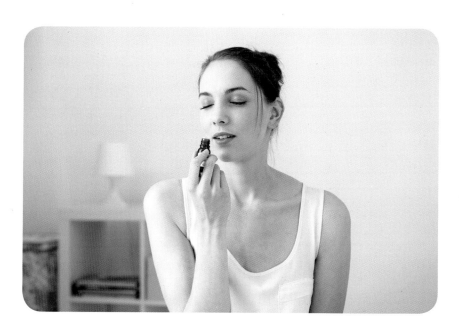

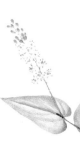

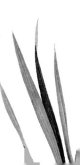

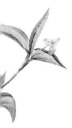

정신까지 정화해주는 '심령 보호자psychic protector'

1-A의 향 / 주니퍼juniper

주니퍼juniper는 정화淨化의 에센셜오일로 불립니다. 주성분인 알파피넨α-pinene은 배설 효과가 뛰어납니다. 주니퍼를 트리트먼트에 사용하면 몸안의 노폐물이 소변으로 배설되므로 부종이 있는 분들에게 추천합니다. 다만 그만큼 신장에 부담을 주므로 컨디션이나 신장 상태를 잘 보고 사용해야 합니다.

주니퍼는 키가 작은 나무의 일종이지만, 그중에는 10m 이상 성장하는 것도 있습니다. 라즈베리raspberry나 블루베리blueberry와 같은 베리의 한 종류로, 성숙하는 데 2~3년이 걸립니다.

원래는 주니퍼베리juniper berry 오일이라고 하여 잘 익은 열매만따서 증류하여 에센셜오일을 만들었습니다. 그런데 손이 너무 많이 가기 때문에 침엽針葉계의 잎과 녹색의 풋열매, 그리고 다 익어서 까맣게 된 열매와 그것이 달린 가지 끝 전부를 증류하여 만들게 되었다고 합니다.

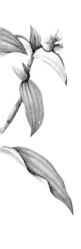

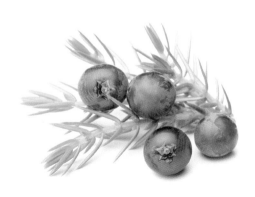

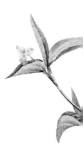

그렇기 때문에 주니퍼는 열매만으로 만들어진 에센셜오일도 있지만, 가지와 잎까지 들어 있는 오일도 있습니다. 구입할 때에는 추출 부위를 확인해야 합니다.

주니퍼는 액과液果, berry, sap fruit ; 껍질이 육질이고 즙액이 많은 과일라고도 불리며, 수분이 풍부합니다. 오행五行으로 보면 '물水'의 에너지를 가지고 있으며, 검은색입니다. 예전에는 '물'에 하늘의 정수가 들어 있다고 여겼습니다. 즉 부모로부터 물려받은 DNA정보나 태어날 때부터 지닌 체질 그리고 태어나기 전 혼魂의 기억과도 관련이 있습니다. 그렇기 때문에 혼의 기억을 떠올려 인생의 목적이나 의미를 깨닫게 해주는 향이라고도 할 수 있습니다.

주니퍼의 첫 번째 메세지는 심령 보호자psychic protector로, 자신의 에너지를 보호해줍니다. 싫어하는 사람이 모여 있거나, 내키지 않는 곳에 가야 할 때 주니퍼 향을 몸에 지니면 외부 환경으로부터 자신을 지킬 수 있습니다. 몸과 마음이 무거운 클라이언트를 테라피할 때 또는 클라이언트가 너무 많이 의존해서 어려움을 겪는 테라피스트는 자신을 지키는 보호물로도 사용할 수 있습니다.

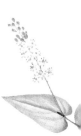

차크라로 말하면 제3차크라p.202 참조에 해당하며, 자신의 '개성'을 강화하는 향입니다.

'나다움'이란 어떤 걸까요? 일반적으로 사람들은 자신을 돋보이려고 무언가를 배우거나, 몸에 걸치거나, 화려하게 꾸미면서 개성을 표현합니다. 그러나 저는 자라면서 가지게 된 관념이나 정보를 제외한 '있는 그대로의 자신'이라고 생각합니다. 정화 작용은 해독이나 이뇨 등 신체기능을 일컫는 말로 사용되는데, 여기에는 관념·체면·자존심 따위를 떨쳐버리고 있는

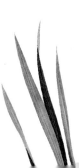

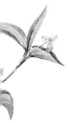

그대로의 '나'로 돌아가려는 정신의 정화 작용도 포함됩니다. '나다움'을 실천하는 데에는 용기가 필요합니다. 이때 양의 에너지가 도움을 줍니다.

❀ 개 요

임신기에는 주니퍼 향을 다량으로 사용하면 안 됩니다. 또 신장기능에 부담을 주므로 트리트먼트할 때 장기적인 다량 사용은 피해야 합니다. 1주간 사용했다면 다음 1주간은 쉬는 것이 좋습니다.

❀ 신체작용

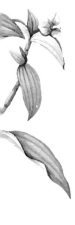

주니퍼는 양의 에너지를 높여줍니다. 굉장히 파워풀하면서 건강하게 해주므로 '지쳤지만 쉴 수 없어'라고 말하는 사람에게 추천합니다. 격무로 매우 지쳐 있지만 신경이 고조되어 잠이 오지 않는 사람에게는 릴랙스relax ; 휴식, 이완 효과가 있는 라벤더가 좋을 거라고 생각하기 쉽습니다. 그러나 향과 정신적인 긴장 정도가 맞지 않으면 향을 맡았을 때 '으아, 안 되겠다!'라는 불쾌한 느낌을 받을 수도 있습니다. 이럴 때 주니퍼나 다음에 소개할 블랙페퍼를 맡게 하면 릴랙스된다고 말씀하시는 분이 많으며, 트리트먼트를 시작하면 바로 잠들어버리기도 합니다.

이러한 현상을 음양이론으로 보면 이렇습니다. 피곤해서 쉬고 싶어도 심신이 흥분하여 양陽의 에너지가 높아져 있을 때 갑자기 음陰의 에너지를 갖는 향을 쓰면 에너지가 잘 순환하지 않습니다. 이때에는 오히려 양의 에너지를 갖는 향을 써서 양의 에너지를 더 높여주어야 합니다. 그러면 자연스럽게 양이 음으로 바뀌어 심신이 이완됩니다. 이 방법은 '음이 극에 달하면 양으로 바뀌고, 양이 극에 달하면 음으로 바뀐다'는 음양의 에너지

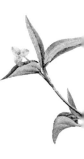

순환 원리에 따른 접근입니다.

주니퍼는 신장을 강화시키는 기능이 있어서 해독 능력이 뛰어나다고 알려져 있습니다. 몸속의 노폐물이 혈액에 실려 신장으로 모이면 신장은 소변과 함께 그것을 배설시킵니다. 그렇기 때문에 트리트먼트에 사용하면 효과적입니다. 그런데 지쳐 있는 사람은 신장기능이 저하되어 있을 수 있으므로 사용 시 주의해야 합니다. 신장에 과도한 부담을 주면 역효과가 나기 때문입니다.

저도 지쳐 있을 때 주니퍼가 들어 있는 오일로 트리트먼트를 받으면 허리가 무겁게 느껴지곤 합니다. 트리트먼트 코스를 밟는 학생 중에서도 주니퍼가 들어간 오일로 트리트먼트 연습을 한 다음날 허리통증을 호소하는 경우가 있습니다. 시술할 때 자세가 나빴기 때문이라고 생각할 수 있으나, 실제로는 신장에 부담이 가서 통증이 나타나는 경우가 많습니다.

주니퍼 오일을 바르면 그 부위가 따뜻해 질 수 있습니다. 추워서 몸을 웅크리면 어깨가 뭉치는데, 이때 주니퍼 오일을 캐리어 오일carrier oil ; 식물의 씨앗과 과육에서 추출한 식물성 오일로 피부 흡수가 잘 됨. 에센셜오일을 희석할 때 사용함로 희석하여 어깨에 바르면 좋습니다. 주니퍼 오일은 열성과 건조성을 가지고 있으므로 차고 습기가 배어 있을 때 사용하면 효과적입니다.

비가 내리는 추운 겨울에 추위와 습기로 신경통이나 류마티스로 고생하시는 분들과 몸이 차고 부종이 있는 여성분들에게 추천합니다.

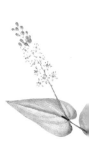

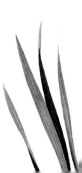

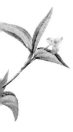

✾ 피부작용

주니퍼는 지성피부용이지만 자극성이 강하므로 반드시 적절한 농도로 희석하여 사용해 주세요. 일반적으로는 남성용이라고 합니다.

✾ 심리작용

주니퍼는 마음을 외부 환경으로부터 지켜주는 향입니다. 모든 씨앗에는 껍질이 있어서 알갱이를 보호합니다. 주니퍼는 액과液果 ; 껍질이 육질이고 즙액이 많은 과일이어서 수분을 듬뿍 포함하고 있는 열매를 껍질이 단단히 감싸고 있습니다. 껍질은 딱딱해보이지만, 속에 물이 가득 들어 있어서 부드럽습니다. 속은 굉장히 섬세하지만 껍질이 감싸고 있기 때문에 차갑게 보이거나 주변 사람들에게 오해받기 쉬운 유형의 사람에게도 좋습니다.

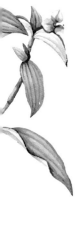

주니퍼의 메세지는 무엇보다도 정화淨化입니다. 양의 에너지이어서 불필요한 에너지, 부정적인 기분, 시기심, 불안감 등을 상쇄하고 진취적인 기분으로 정화시킵니다. 오행五行으로 보면 '물水'의 에너지가 있는데, 그것은 우리 속에 있는 '의지'로 이어집니다. 무언가에 대해 의지를 갖거나 결정을 내릴 때 주니퍼가 있으면 '의지'가 강해집니다.

특히 무언가 새로 시작할 때 제일 좋습니다. 새로운 싹재능이나 가능성을 틔우고 싶은 순간 주니퍼가 굉장히 좋은 향으로 느껴지며, 자신의 시작이 축복받는 느낌을 받습니다. 그러나 아직 시작점에 도달하지 못해서 헤매거나 혼란에 빠진 사람들에게 이 향은 오히려 머리를 아프게 할 수도 있습니다.

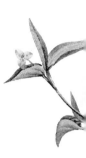

주니퍼 오일의 테라피는 인생의 벽이나 장애를 넘는 과정에 있는 사람들에게 더 효과적일 수도 있습니다.

예전에 병원에서 외래로 아로마테라피스트를 할 때였습니다. 그곳에 한 30대 여성이 다니고 있었습니다. 그 분은 직장 내의 인간 관계가 원인이 되어 20대 초반에 회사를 그만둔 후 우울증으로 십 년 넘게 집 안에만 틀어박혀 있었습니다.

본인도, 주변 사람들도 모두 사회복귀가 어렵겠다고 생각했습니다. 식욕이 없어서 극도로 말라 있었으며, 근육도 거의 없는 상태였으나 '위가 아파서 못먹겠어'라고 말하곤 했습니다. 먹는 행위는 삶의 욕구를 지탱해주는데, 먹지 않는다는 것은 살아갈 욕구가 떨어져 있다는 뜻이 됩니다.

그러는 동안 그녀는 우울증 외에 교원병_{온몸의 결합조직이 계통적으로 침해를 받는 증후군}과 근육통도 진단받아 '전신을 칼로 찢는 것처럼 항상 아프다'고 호소했습니다. 그러나 검사해보면 이상이 없었습니다. 그녀는 담당의사로부터 "진짜 아픈 거 맞아요?"라는 말을 들을 때마다 자기도 모르게 자기 안에 껍질을 만들고 말았습니다.

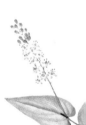

'아무도 나의 행복을 바라지 않아'라고 생각했던 그녀는 주 1회 트리트먼트를 받으러 왔습니다. 여러 명의 테라피스트가 교대로 시술하였습니다. 매회 사용한 에센셜오일을 전부 기록하였습니다. 주로 사용한 오일은 네롤리neroli와 라벤더lavender였습니다. 아마 불면증 개선이나 통증 완화를 위하여 골랐을 것입니다. 하지만 저는 '그녀가 실제로 이 향을 좋아할까?'라는 의문이 들었습니다. 그래서 그녀에게 "아무거나 괜찮으니까 좋아하는 향을 골라봐요"라고 말했습니다. 그때 그녀는 망설임없이 주니퍼를 골랐습니다.

저는 충분히 납득이 갔습니다. 그녀는 주변 사람들에게 오해를 받고 있

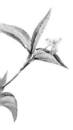

었습니다. '사실은 안 아픈 거 아니야?', '사회로 복귀하기 싫으니까 아픈 척하는 건 아닐까?'하는 식으로 말이죠. 그래서 그 고통에서 벗어나기 위해 점점 스스로 껍질을 씌워 사람들과 어울리지 않고 틀어박히게 된 것입니다. 마음이 완고해지면 몸도 경직되게 마련입니다. 저는 그녀의 신체적 통증의 원인을 느낄 수 있었고, 실제로 그녀는 관절의 경직을 호소하고 있었습니다.

그때부터 저는 '좋아하는 향으로 트리트먼트하자'라는 생각으로 그녀에게 주니퍼를 중심으로 트리트먼트하기로 했습니다. 그러던 어느 날 그녀는 "아로마테라피를 공부해서 사회로 복귀하고 싶어요"라는 상담을 해오더군요. 1년의 아로마 트리트먼트 체험이 10년 넘게 사회로부터 떨어져 있던 그녀에게 사회 속으로 다시 뛰어들고 싶다는 의지를 갖게 해준 것입니다. 저는 '주니퍼는 정말 대단해!'라고 생각했습니다. 그리고 정말 멋진 마법같은 아로마테라피에 감동했습니다.

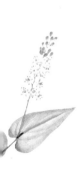

Point

- 주니퍼의 메시지는 심령 보호자psychic protector. 자신의 에너지를 보호하고 싶을 때 쓰입니다.
- 정화의 오일로 유명. 마음이나 몸에 불필요한 것들이 쌓여 있을 때 쓰입니다.
- 지쳐 있지만 쉴 수 없는 사람에게 다시 한 번 힘을 낼 에너지를 줍니다.
- 트리트먼트에 쓰면 신장에 부담을 주므로 피로에 찌든 사람에게 사용해서는 안 됩니다.

1-B향의 Image Share

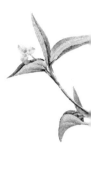

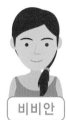

비비안

묵묵히 뿌리 내리는 이미지. 나무계열이지만 열매nuts계열의 향도 났습니다. 메세지는 안정. 땅 속의 향. 하지만 별로 좋아하는 향이 아니어서 오래 맡기 어려운 향. 갈색 옷자락이 넓게 퍼져 있는 모습이 떠올랐습니다.

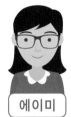

에이미

풀, 물가의 향. 해변에서 어부가 김을 펼치고 있는 광경이 떠올랐습니다. 까만 덩어리에 태양빛이 눈부시게 내리쬐고 있는 이미지.

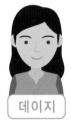

데이지

떠오른 것은 삼림, 깊은 초록. 매운향spicy이 나면서 따뜻하고, 가슴부터 어깨에 걸쳐 그 온기가 퍼져가는 느낌. 힘찬 느낌이 들어 좋아하는 향입니다.

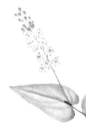

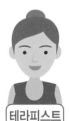

테라피스트

다시 움직이고 싶은 기분. 싱숭생숭하고 몸이 가벼워져서 휘파람을 불면서 깡총깡총 뛰고 싶어지는 느낌. 머리로 생각하는 것은 그만두고 육체 감각을 높여봅시다. 몸으로 느껴지는 것이 중요하다고 말하고 있는 듯한 향.

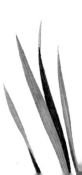

자신의 재능을 꽃피우고 싶을 때 많은 도움을 주는

1-B의 향 / 블랙페퍼black pepper

블랙페퍼black pepper, 검은 후추는 주니퍼와 성분이 비슷합니다. 주니퍼와 마찬가지로 알파피넨α-pinene이 많이 함유되어 있기 때문에 배설 효과가 뛰어납니다.

고대부터 의료가치가 높아 중요하게 다룬 허브herb ; 향초, 스파이스spice ; 양념, 향신료입니다. 인도에서는 4000~5000년 전부터 간이나 비뇨계통 질환을 치료할 때 사용했다는 문헌이 남아 있습니다. 고대 로마시대에는 금과 동등한 가치가 있어서 세금으로 납부했던 때도 있었습니다. 당시의 사람이 현대로 시간 여행을 한다면 깜짝 놀라겠지요? 금과 같은 가치가 있던 것을 지금은 마트에서 손쉽게 손에 넣을 수 있으니 말이에요.

블랙페퍼도 주니퍼처럼 녹색 열매가 마르면 까맣게 됩니다. 키가 작은 나무지만 성장하면 4~8m나 됩니다. 향의 이미징에서 "어떤 향인지 전혀 모르겠다"는 대답이 첫 번째로 나옵니다. 블랙페퍼 특유의 매운 성분인 페퍼린feperin은 수증기에서 증류되지 않는 온화한 향입니다.

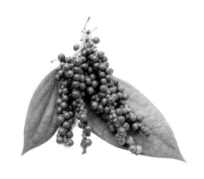

그리고 후추의 에너지를 지닌 뜨거운 오일hot oil이어서 몸도 마음도 정열적으로 만들어줍니다. 정신력 강화에도 좋습니다.

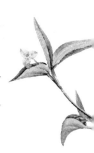

블랙페퍼는 자신의 재능을 꽃피우고 싶을 때 많은 도움을 줍니다. 제3 차크라p.202 참조로 여겨지는 향입니다. 주니퍼는 허브차herb tee로도 마시며, 블랙페퍼는 향신료로 먹기도 합니다. 먹어도 되는 종류는 제3차크라에 작용하는 것들이 많으며, '나다움'을 깨닫게 해줍니다. 블랙페퍼는 주니퍼와 세트로 기억해두면 좋습니다.

✿ 개 요

블랙페퍼는 주니퍼와 마찬가지로 배설 효과가 뛰어나므로 심신 정화의 트리트먼트로 추천합니다. 그러나 계속 사용하면 신장콩팥에 부담을 줄 수도 있습니다. 1주간 사용했다면 다음 1주간은 사용하지 않는 식으로 인터벌을 두세요. 또한 신장기능이 저하된 분에게는 트리트먼트로 사용해서는 안 됩니다.

블랙페퍼는 오행五行으로 말하면 자기 표현이나 기쁨에 관여하는 '불火'의 에너지입니다. 열매는 땅에 떨어지면서 처음으로 생명이 시작되므로 그 오일은 풍족함이나 안정을 나타내는 '땅土'의 에너지도 가지고 있습니다.

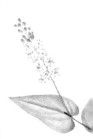

✿ 신체작용

블랙페퍼는 몸과 마음을 모두 깨워주며 뜨겁게 합니다. 국부적으로 따뜻하게 하는 인적引赤 ; 피부를 가볍게 자극하여 혈액을 그곳에 모이게 하는 것작용도 뛰어납니다. 역시 따뜻하게 하는 기능이 강해서 그런지 겨울에 트리트먼트할 때 많이 선택하며, 테라피스트에게도 긍정적인 효과가 있습니다. 블랙페퍼 오일을 손에 묻히면 손바닥이 빨개지면서 뜨끈뜨끈해집니다. 그 손으로 트리트먼트를 하면 '손이 따뜻해서 굉장히 기분이 좋네요'라며 굉장히 좋아하십니다.

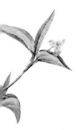

한편 여름철에는 지나치게 따뜻해서 거북함을 느낄 수도 있습니다. 최근에는 에어컨을 너무 세게 틀어서 몸이 차가워진 분들이 많기 때문에 여름철 찬 기운에도 블랙페퍼가 좋습니다.

주니퍼와 마찬가지로 비가 내려 춥고 축축한 날에 나타나는 통증에도 효과적입니다.

근육이나 신경계통의 진통 · 진경鎭痙 ; 경련을 가라앉힘기능이 있어서 운동 전 워밍업을 할 때나 운동 후 피로물질을 없앨 때 사용합니다. 뻐근하게 느껴지는 부위에 사용해도 좋습니다. 트리트먼트로 효과를 내기 쉬운 에센셜오일 중 하나입니다.

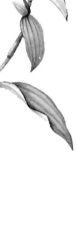

블랙페퍼는 향신료이므로 냄새를 맡으면 자연스럽게 침이 분비되면서 식욕을 자극합니다. 식욕이 없다는 것은 살고자 하는 욕구가 감퇴된 상태라고 할 수 있습니다. 그럴 때 이 향을 맡으면 긍정적인 욕구가 솟아납니다. 바쁜 일상에 쫓긴 나머지 인생의 즐거움을 잊었거나 무엇을 먹어도 맛을 못 느낄 때 추천하는 향입니다.

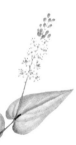

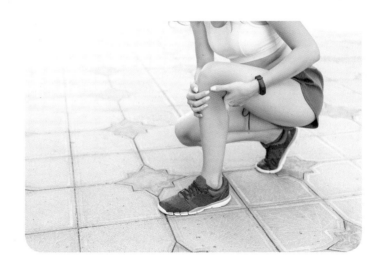

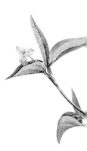

❀ 피부작용

특별한 피부관리skin care 효과는 없습니다. 온열 또는 가습이 필요할 때 사용합니다.

❀ 심리작용

블랙페퍼는 마음을 다잡아줍니다. 주니퍼와 마찬가지로 지쳐 있지만 쉴 수 없는 사람에게 추천합니다.

블랙페퍼는 오행五行으로 보면 '불火'의 에너지에 해당하므로 자기 표현을 촉발시킵니다. 자신을 짓누르는 억압으로 인한 좌절감으로부터 해방시킵니다. 사람은 각자 재능을 가지고 태어납니다. 자기의 재능을 미처 깨닫지 못하더라도 뚜껑을 닫아버리면 굉장한 좌절감에 사로잡힙니다.

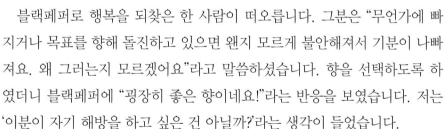

블랙페퍼로 행복을 되찾은 한 사람이 떠오릅니다. 그분은 "무언가에 빠지거나 목표를 향해 돌진하고 있으면 왠지 모르게 불안해져서 기분이 나빠져요. 왜 그러는지 모르겠어요"라고 말씀하셨습니다. 향을 선택하도록 하였더니 블랙페퍼에 "굉장히 좋은 향이네요!"라는 반응을 보였습니다. 저는 '이분이 자기 해방을 하고 싶은 건 아닐까?'라는 생각이 들었습니다.

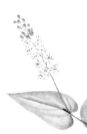

아로마테라피의 장점은 테라피스트가 클라이언트에게 지시나 강요를 하지 않아도 된다는 점입니다. 누구나 다른 사람으로부터 "이렇게 해라, 저렇게 해라"라는 말을 듣거나, 판단을 강요당하면 기분이 나쁘지요. 테라피스트는 향기의 힘을 믿고 클라이언트가 향기와 제대로 마주할 수 있도록 도와줍니다. 자신에게 필요한 향이 무엇인지 알면 향을 통해 자신을

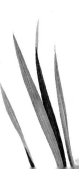

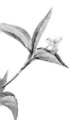

냉정하게 바라보거나, 여러 가지 감정을 느낍니다. 그래서 자신을 스스로 치유할 수 있게 됩니다.

그분이 블랙페퍼가 마음에 든다고 하셔서 향을 맡게 해드리면서 "이 향을 맡으면서 떠오르는 것들은 무엇이든지 말씀해보세요"라고 하였더니 그 분은 이렇게 말했습니다. "어렸을 때…… 그림 그리는 걸 좋아했어요. 유치원에서는 친구들이나 선생님이 '잘 그리네'라며 항상 칭찬했고, 초등학생이 된 후에는 콩쿠르에서 상을 받기도 했어요. 그림을 잘 그린다는 사실은 저의 자랑이었습니다. 어느 날 어머니께 '나중에 크면 화가가 되고 싶어요'라고 말씀드렸어요. 그런데 어머니는 '무슨 소리를 하는 거야? 화가 해서 먹고 살 수 있을 것 같아?'라며 모질게 말씀하시더라구요. 더 충격 받았던 건 '그리고 너, 사실 그렇게 잘 그리는 편도 아니야'라는 말이었어요. 이제 와서 생각해보면 어머니는 다빈치나 피카소처럼 천재적으로 잘 그리는 편은 아니라는 뜻으로 말씀하셨던 것 같은데, 당시에는 엄청나게 상처를 받아버려서……"

그분은 그 사건 이후 그림을 그만두셨다고 합니다. 굉장히 힘드셨을 거예요. 그동안 그림이 인생의 기쁨이자 자기 해방 그 자체였을 테니까요. 그림을 그만둠으로써 좌절감에 빠지게 되었을 거예요. 그것을 극복하기 위해여 분발하면서도 왠지 불안하고 마음이 어수선해졌을지 모릅니다.

집에서도 블랙페퍼 향을 사용해보시라는 조언을 드리고 테라피를 마쳤습니다. 그런데 그로부터 얼마 후 메일이 왔습니다. "제가 다시 그림을 시작했습니다. 그랬더니 굉장히 마음이 편해졌어요. 이 나이에 화가가 되어야겠다는 생각은 들지 않지만(웃음), 그리는 것 자체가 행복임을 블랙페퍼가 깨닫게 해주었답니다"라는 반가운 소식이었습니다.

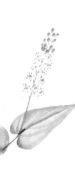

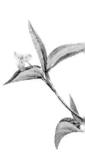

향 하나만으로도 즐겁게 살아갈 수 있습니다. 이것이 아로마테라피의 굉장한 효능입니다.

일반적으로 블랙페퍼는 몸을 따뜻하게 하기 위해 또는 식욕 증진을 위해 사용합니다. 그러나 이것만으로는 너무 아깝습니다! 블랙페퍼는 몸과 마음에 모두 작용하여 살아가는 열정을 되찾게 하고, '나답게 살고 싶다'는 마음을 높여주는 향입니다.

블랙페퍼 향은 그림을 중단한 그분의 그림에 대한 열정을 되찾아주었습니다. 그리고 자신이 부정되었다고 느낀 나머지 갇혀지내던 껍질을 깨뜨리는 강함도 주었습니다. 블랙페퍼는 가볍게 한 걸음 내딛을 수 있게 해주는 멋진 향기입니다. 사람에 따라 내딛는 한 걸음이 어마어마하게 무서울 수 있습니다. 블랙페퍼는 그런 사람에게 밝음과 용기를 주는 향입니다.

한편 블랙페퍼는 자신의 가능성을 믿게 만들어주는 향이기도 합니다. 오행五行에서 말하는 '흙土'의 에너지가 있기 때문이죠. 흙의 에너지는 자신에게 무한한 가능성이 있다는 기분이 들게 해줍니다.

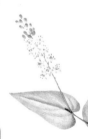

Point

- 블랙페퍼의 메시지는 뜨거운 오일hot oil. 몸을 따뜻하게 해줄 뿐만 아니라 마음이나 정신을 눈뜨게 하는 불을 만들어줍니다.
- 양의 에너지가 강하므로 적극성·용기·행동력이 필요할 때 '나답게 사는 법'을 깨닫게 해줍니다.
- 주니퍼와 마찬가지로 트리트먼트로 사용하면 신장에 부담을 줄 수 있으므로 지친 사람에게 사용해서는 안 됩니다.

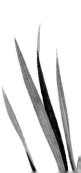

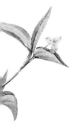

1-C향의 Image Share

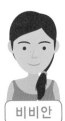

비비안

이 향! 마음에 들어요! 늘 강하게 느껴졌던 향이지만 오늘은 편안한 느낌이 들어요. 힘이 세지만 가볍고, 투명한 빛이 떠올랐습니다. 노란색 빛이 내리쬐는 느낌.

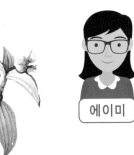

에이미

감귤계인 것 같은데 상쾌해서 좋아하는 향. 색깔로 말하면 레몬색, 물색. 점점 맡고 싶어지는 향. 이미지는 초여름. 향을 맡는 것만으로도 배가 따뜻해집니다.

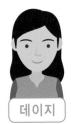

데이지

가장 먼저 떠오른 것은 메밀국수의 향신료. 강판으로 갈아내린 생강의 향. 발과 발바닥이 조금씩 따뜻해지는 듯한 느낌.

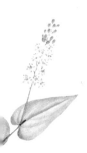

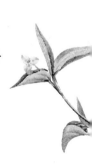

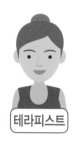

테라피스트

1-A, 1-B, 1-C 중에서 가장 마음에 든 향은 어떤 것인가요?

전원 1-C에 손을 들었습니다.

진저ginger, 생강는 항상 인기가 많습니다. 이 시대를 살아가는 우리에게 진저가 필요하다는 뜻인 것 같아요. '뿌리' 에너지. 사실은 뿌리를 잡아당기는 힘=그라운딩의 힘이 높아질수록 정신력도 향상됩니다. 그래서 자신의 에너지를 올바르게 사용할 수 있게 됩니다. 진저가 인기 있는 이유는 많은 사람들이 그 사실을 깨닫고 있기 때문일 거예요.
1-A와 1-B는 씨앗열매으로부터, 1-C는 뿌리로부터 추출한 향입니다.

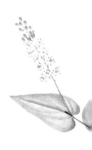

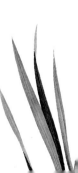

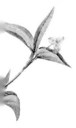

자기의 가치를 믿게 하는

1-C의 향 / 진저ginger

진저ginger는 추출 부위가 뿌리이므로 주니퍼와 블랙페퍼와는 성분이 전혀 다릅니다. 주성분인 세스퀴테르펜sesquiterpene은 산화하면 향이 짙어지는 독특한 특성이 있습니다. '산화'하면 떠오르는 이미지가 별로 좋지 않지만, 향은 산소와 닿으면 숙성됩니다. 그렇기 때문에 세스퀴테르펜계 함유율이 높은 에센셜오일을 1년만에 버리는 것은 굉장히 아깝지요.

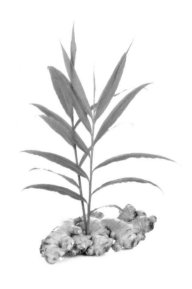

아까 시향지에 묻혀 둔 향은 새로운 진저인데, 숙성시킨 이 쪽 향도 맡아보시기 바랍니다. 향이 달콤하고 부드러워졌죠? 자극성이나 신선함은 사라졌지만, 차분함과 풍부함, 여성적 우아함을 느낄 수 있을 것입니다. 저는 에센셜오일을 사용할 때 약리 작용에 초점을 두면 신선한 오일을, 향에 초점을 두면 숙성시킨 오일을 사용합니다.

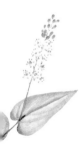

고대 그리스와 로마의 의사 겸 식물학자이자 약리학자로 활약한 디오스코리데스Dioscurides가 쓴 『약물지De Materia Medica』는 서양의학의 기초로 알려져 있습니다. 지금으로부터 2000년 전에 나온 책이 아직까지도 읽히고 있다는 건 정말 대단하지 않나요? 거기에서도 진저는 소화촉진제로 소

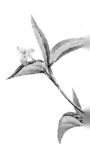

개되었습니다. 한방에서는 생강이라고 불리며, 옛부터 약으로 활용되었습니다.

진저의 특징은 덩어리 모양의 뿌리입니다. 덩어리처럼 생긴 뿌리에서 묵직한 안정감과 일체감을 느낄 수 있습니다. 차크라로는 우리를 지탱해 주는 베이스 차크라제1차크라, p.200 참조와 이어집니다. 진저가 주는 메시지는 마음의 평안peace of mind 즉 존재 자체에 대한 안심입니다. 진저 향은 나에게 '존재만으로도 충분히 가치가 있다'는 안심감을 줍니다.

제1차크라베이스 차크라는 세상에 태어나 탯줄을 자르는 순간부터 활성이 시작된다고 합니다. '세 살 버릇 여든까지 간다'는 속담처럼 제1차크라의 활성기도 3살까지입니다. 이 시기에는 스스로 아무것도 할 수 없지요. 모든 것을 누군가가 해주어야 합니다. 즉 아무것도 하지 않아도 필요한 것들은 모두 누군가로부터 받습니다. 그래서 무조건적인 마음의 평안을 체험하는 시기입니다.

하지만 그 시기에 동생이 태어나면 부모님 사랑이 한꺼번에 그쪽으로 쏠려서 마치 자신에게는 아무도 관심을 주지 않는 듯한 기분이 듭니다. 그래서 관심을 끌기 위해 엄마를 도와주면서 칭찬 받으려 하거나, 일부러 장난을 치기도 합니다. 이런 상황이 계속되면 어느덧 '착한 행동을 하거나 장난을 치지 않으면 관심을 받지 못하는구나'하고 자각해버릴 수도 있습니다.

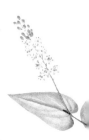

이 상태 그대로 어른이 되어 다른 사람보다 두 배로 열심히 일을 하거나 자신의 존재를 어필하지 않으면 못견디는 사람이 의외로 많습니다. '특별히 노력하지 않아도, 그저 나의 존재만으로 충분히 가치 있다'는 안도감이 필요한 사람은 진저를 가장 좋은 향으로 느낄 것입니다.

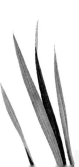

‘나는 나 자체로 좋아. 애써 노력하지 않아도 괜찮아’ 하는 편안한 기분이 들 것입니다.

✽ 개 요

진저의 학명은 Zingiber officinalis입니다. officinalis에는 ‘약용의’라는 의미가 있으며, 고대부터 약효가 높다고 알려진 허브에 붙는 이름입니다.

뿌리와 줄기의 에센셜오일이므로 그라운딩grounding ; 땅에 발을 붙이고 현실적인 사고로 이어지게 하는 것의 힘이 매우 강합니다. 하반신을 따뜻하게 해주므로 냉증이 있는 분에게 추천합니다. 또 진저는 행동력을 높여주므로 머리로 너무 많이 생각하느라 행동으로 옮기지 못하는 분에게도 꼭 추천합니다.

수증기로 증류된 진저는 특유의 매운 성분이 증류되지 않아 의외로 온화합니다. 제가 테라피에서 사용하는 스위스산 진저인 ‘파르팔라farfalla’는 화려하며 달콤한 과일향fruity ; 과일맛이 나는이 향기가 특징입니다. 향수의 베이스노트base note ; 향수를 뿌리고 3시간 이상 지난 후까지 맡을 수 있는 잔향로 사용하면 매우 여성적이고 차분한 향으로 사용할 수 있습니다.

진저에는 따뜻하게 하는 에너지가 있습니다. 달콤해서 여성적인 향이지만, 따뜻하게 하는 성질이 양의 에너지를 높여줍니다. 주니퍼나 블랙페퍼 정도는 아니지만, 따뜻한 기분을 느끼게 해주므로 어떤 일에도 도전하고자 하는 의욕을 갖게 도와줍니다.

뿌리줄기이므로 오행五行으로 말하면 ‘땅土’의 에너지가 있습니다. 그래서 안심 또는 풍요로움을 줍니다.

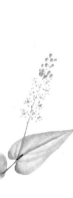

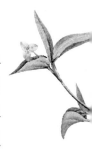

❀ 신체작용

진저는 신경 밸런스 조절 효과가 뛰어납니다. 자율신경을 조절해주므로 긴장, 무기력, 정서불안, 신경과민 등에 좋습니다. 진저는 먹을 수 있기 때문에 위장기능 조절에도 탁월한 효과가 있습니다. 식욕을 촉진시키므로 스트레스성 식욕부진에도 좋고, 나아가 삶의 의욕을 높이는 효과가 있다는 것도 기억하세요.

피로할 때에도 꼭 사용하시기 바랍니다. 진저는 신장기능을 활성화시키기 때문에 약간 피곤할 때 트리트먼트로 사용하면 에너지 회복을 실감할 수 있습니다.

진저는 거담 작용을 하며, 폐를 따뜻하게 해주므로 몸이 차서 가래가 나오거나 카타르catarrh ; 분비물을 유리하는 점막의 염증. 특히 두부와 인후의 공기 통로의

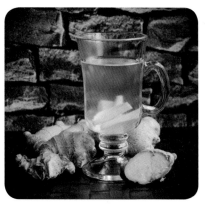

염증성 기침이 나올 때 추천합니다. 먹는 생강과 마찬가지로 추운 시기에 활용해보시기 바랍니다.

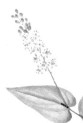

❀ 피부작용

대부분의 책에는 진저가 자극성이 있다고 쓰여 있으나, 사실은 피부에 온화하게 작용합니다. 피부세포를 회복시켜주는 작용이 있어서 피부 관리skin care를 할 때에도 사용할 수 있습니다.

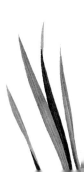

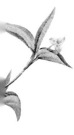

❀ 심리작용

진저는 안정·안심을 주는 향입니다. 자신의 가치를 깨닫지 못한 사람에게 안심을 주면서 '나는 존재만으로도 충분히 가치 있다!'는 사실을 깨닫게 해줍니다. 또한 결단력에도 도움을 줍니다. 머리에 에너지가 너무 몰려서 '실패하면 어떡해'와 같은 생각으로 좀처럼 앞으로 나아가지 못할 때 좋습니다. 진저가 '움직이게 하지 않으면 아무것도 현실로 이루어지지 않는다'는 사실을 깨닫게 하고 행동할 수 있는 에너지를 주기 때문입니다.

아로마를 배우는 학생들이 졸업을 앞두게 되면 하나같이 진저를 좋아합니다. '졸업하면 아로마테라피스트의 길을 걸어야지!'하고 결심하지만, 불안감 때문에 한 걸음도 내딛지 못하는 학생이 진저를 사용하면 '역시 나는 아로마와 관련된 일을 하고 싶어!'라는 열의가 다시 생기고 행동으로 이어집니다.

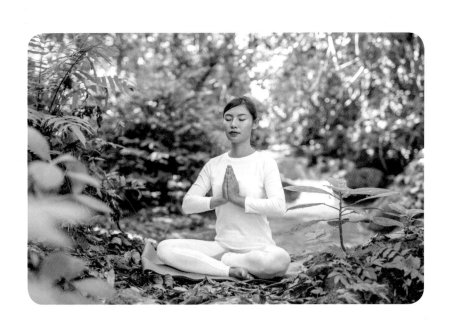

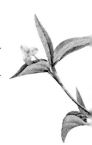

과거와 달리 현대에는 여성도 자신의 생각을 행동으로 옮기고, 자신의 인생을 만들어가는 사례가 많아서 진저의 인기가 높습니다. 진저는 행동하고 싶은데 너무 바쁘거나 너무 피곤해서 에너지가 부족할 때 꼭 맞는 향입니다. 트리트먼트로 사용하면 활기를 되찾을 수 있습니다.

그라운딩grounding ; 땅에 발을 붙이고 현실적인 사고로 이어지게 하는 것을 통해 현실을 극복하려는 결심을 하면 정신력이 강해집니다. 눈 앞의 현실은 스스로 만들어나가는 것! 정신적으로 성숙해지면 내 앞길은 스스로 갈고 닦을 수 있게 됩니다. 우리가 기분이 좋거나 행복을 느낄 때 좋은 일들이 많이 일어납니다. 반대로 기분이 좋지 않거나 누군가를 시기하면 안 좋은 일들만 일어납니다. 파동의 법칙 때문입니다. 진저 향은 앞으로 나가는 힘찬 에너지를 주므로 기분이 굉장히 좋아질 것입니다. 이럴 때 눈 앞에서 무슨 일이 일어날까요? 그것은 여러분이 체험해보시기 바랍니다.

많이 알려져 있지 않지만 진저를 활용하는 방법 중 프레그런스노트 fragrance note ; 향기 노트. 향기에 대한 후각적인 느낌을 표현한 말. 에센셜오일이 휘발되는 속도와 향의 특성에 따라 톱노트, 미들노트, 베이스노트의 3단계로 구분됨를 추천합니다. 일반적으로는 미르myrrh, 沒藥나 시더우드cedarwood 등 약간 남성적이면서 무거운 향은 베이스노트로 많이 사용합니다. 반면 진저는 여성적이면서 화려하고 달콤하며 따뜻함을 느끼게 해주는 톱노트가 됩니다. 꽃향floral계나 감귤류향citrus계와 함께 사용해도 좋습니다. 프레그런스향기, 향로 몸에 뿌리면 앞에서 말씀드린 바와 같이 정신력이 강해집니다. 그래서 기분 좋게 살게 됨으로써 좋은 일들이 더 많이 일어납니다.

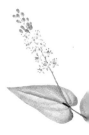

어떤 일이 잘 해결되지 않아 헤매더라도 '어딘가 답이 있지 않을까?'하는 마음으로 살아가면 우연히 들른 서점에서 본 책 제목에서도 큰 힌트를

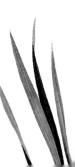

얻을 수 있습니다. 우리가 눈 앞의 현실을 제대로 보고 느낄 수 있다면 답은 반드시 찾게 됩니다. 진저는 이러한 감수성을 높여줍니다.

우리는 매일 여러 가지 선물을 받고 여러 가지 기적을 체험하면서 삽니다. 그런데 이런 사실을 전혀 깨닫지 못한다면 정말 안타까운 일이지요. 어쩌면 그런 분들이 많을지도 모르겠네요. 아직 깨닫지 못한 분들은 꼭 진저를 사용하세요.

인생에서 자기에게 준 역할을 깨닫고 싶은 분에게도 진저를 추천합니다. 살아가는 중에 힌트를 받게 될지도 모르니까요.

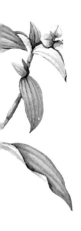

Point

- 진저의 메시지는 마음의 평안peace of mind. '나'는 존재만으로도 가치 있다는 사실을 깨닫게 해줍니다.
- 그라운딩 효과가 굉장히 높습니다.
- 하고 싶은 일은 있는데, 자신이 없어서 행동으로 옮기지 못할 때 추천합니다.
- 지쳐 있을 때 에너지를 회복시켜줍니다.

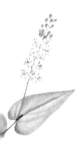

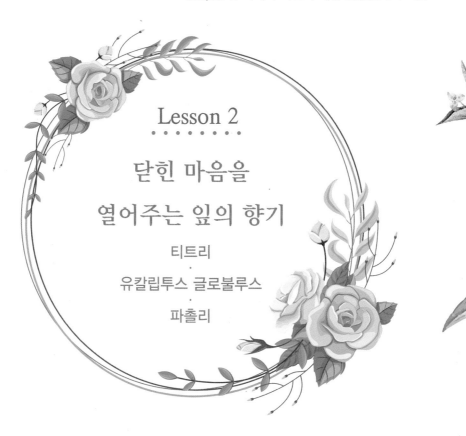

Lesson 2

닫힌 마음을
열어주는 잎의 향기

티트리
·
유칼립투스 글로불루스
·
파촐리

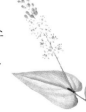

두 번째 레슨은 잎에서 추출하는 티트리tee tree, 유칼립투스 글로불루스 eucalyptus globulus, 파촐리patchouli의 3가지 에센셜오일에 대한 이야기입니다. 먼저 그 특성을 소개하겠습니다.

 ### '잎'의 에센셜오일

식물의 잎이 하는 역할을 생각해봅시다.

잎은 대기 중의 이산화탄소를 들이마시고, 산소를 뿜어냅니다. 우리는 그 산소를 들이마시고, 이산화탄소를 내뱉습니다. 동물과 식물은 산소와

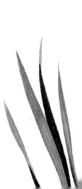

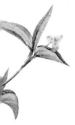

이산화탄소를 교환하며 공생하고 있습니다. 잎은 식물의 폐, 즉 호흡기입니다. 호흡기 역할을 하는 잎의 에센셜오일은 동물의 호흡기에도 같은 영향을 줍니다. 티트리나 유칼립투스는 감기 걸렸을 때 호흡기 관리에 도움을 주는 것으로 잘 알려져 있습니다.

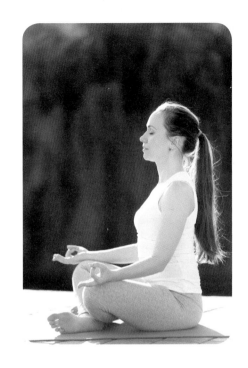

'호흡'은 우리가 사는 데 가장 중요합니다. 먹지 않아도 며칠은 살 수 있으나, 숨을 쉬지 않으면 몇 분 내로 죽습니다. 호흡은 체내의 이산화탄소=안쪽의 오래된 것, 불필요해진 것를 뿜어내고 공기 중의 산소=외부로부터 새롭게 필요한 것를 들이마시는 행위가 한 세트입니다.

마음도 마찬가지입니다. 마음속에 쌓여 있는 오래된 생각을 떨쳐버리면 마음의 성장에 필요한 새로운 것들이 들어옵니다. 실제로 과거에 대한 생각에 지나치게 빠져 있는 사람은 가슴이 답답해서 고통스러운 기침이 나오거나, 가래가 끓거나, 목소리가 쉬는 등 호흡계통의 트러블을 호소하곤 합니다. 마치 '가슴속에 쌓여 있는, 더 이상 불필요한 것들을 뿜어내라'고 하는 메시지처럼요.

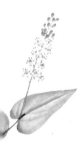

정신영혼, 마음을 'spirit'이라고 하는데, 어원은 라틴어의 'spirare'이며, 그 뜻은 '호흡한다', '숨을 쉰다'입니다. 이것은 여러 체험을 통해 과거의 구속으로부터 벗어나고 새로운 것을 받아들이는 과정이 반복되면서 성장합니

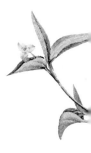

다. 그러면서 우리는 살아가는 의미를 발견하게 되지요.

식물의 잎은 대개 녹색을 띠고 있습니다. 녹색은 '하트 차크라heart chakra, p. 203 참조'에 해당됩니다. 하트 차크라는 인체의 가슴 부위인데, 여기에는 폐가 있습니다. 이것만 보더라도 잎의 에센셜오일이 호흡기에 작용한다는 사실을 알 수 있습니다.

하트 차크라에는 심장도 있습니다. 심장은 우리가 살기 위해 꼭 필요한 혈액을 전신으로 순환시키는 기관입니다. 잎도 광합성 작용을 통해 필요한 에너지를 순환시킵니다. 잎에는 심장기능을 콘트롤하는 강심強心 ; 심장을 튼튼하게 하고 기능을 높이는 것 기능도 있습니다.

또한 잎은 '마음을 여는' 역할도 합니다. '마음을 연다'고 하면 사람들과 적극적으로 교류하거나 '저는 이렇습니다!'하는 자기 표현의 의미로 여길 수 있지만, 본질은 그렇지 않습니다. 식물은 태양 에너지를 받아들이기 위해 태양을 향해 잎을 활짝 열고 있을 뿐입니다. 식물 스스로 태양을 움직이지 않습니다.

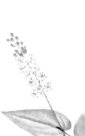

우리 마음도 마찬가지입니다. 있는 그대로의 모습이 마음을 열고 있는 상태입니다. 있는 그대로 존재하면 성장에 필요한 것들을 자연스럽게 받아들일 수 있습니다.

식물이 잎을 닫으면 태양빛을 받아들일 수 없어서 말라버리는 것처럼 우리도 마음을 닫으면 성장할 수 없습니다. 잎의 에센셜오일에는 마음을 열도록 촉진시키는 힘도 있습니다.

상담할 때 "무슨 고민이 있으신가요?"라고 물으면 "음, 딱히 없습니다" 하거나, "일하시느라 많이 바쁘시지요?"라고 물으면 "그건 다들 그렇지 않나요"라고 대답하는 등 자기 얘기를 하지 않으려는 분들이 계십니다. 무언가 개운하지 않은 기분으로 트리트먼트를 위하여 시술대에 누운 분들

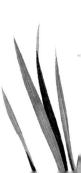

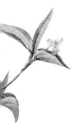

의 골격을 살펴보면 공통된 특징이 발견됩니다.

그분들은 어깨가 안쪽으로 살짝 들어가 있고, 그 영향으로 호흡도 얕아져 있습니다. 마치 가슴 앞에 무언가를 안고 있는 것처럼 척추까지 굽어 있는 분들도 있습니다. 이런 분들은 가슴을 제대로 펴지 못합니다.

이분들은 자신의 의견을 말하기보다는 주변과 조화를 우선시하여 '내가 참으면 되지 뭐' 하며 가슴에 담아둡니다. 언제나 온화하고, 다른 사람의 말을 잘 들어주며, 협조성도 뛰어나서 '좋은 사람'으로 보입니다. 그러나 가슴속에는 자기를 억누르느라 좌절감이 쌓여 있고 내성적입니다. 어렸을 때부터 '협조성을 중시하라'는 교육을 받아서 인간 관계에서 자신의 의견을 자제하는 버릇이 생겼을지도 모릅니다.

어떤 이유로든 마음이 편안한 상태는 아닙니다.

이럴 때 저는 에센셜오일의 힘을 믿습니다. 테라피스트로부터 "사실 가슴속에 여러 가지 것들이 쌓여 있지 않으신가요?"라든가 "자신을 표현하

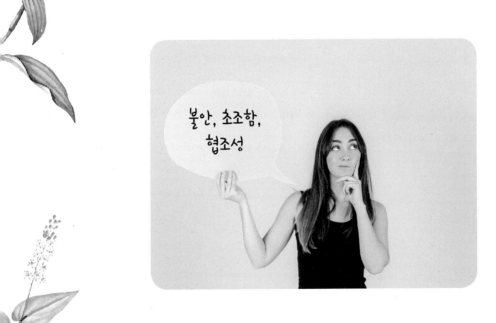

불안, 초조함, 협조성

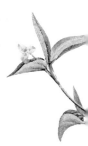

는 것이 서툰 편이신가요?"라는 말을 들으면 기분이 좋지 않겠지요. 마음에 상처를 받을 수도 있고요. 이때에는 일상에서 잎의 에센셜오일을 적극 사용하도록 권장합니다. 이분들은 반드시 잎의 향이 편안하게 느껴질 것입니다.

　좋아하는 향을 사용하면 좋은 이유를 설명하고, 매일 사용하게 합니다. 그렇게 사용하다보면 호흡이 편해지며, 마음도 조금씩 풀어집니다. 가슴 속에 쌓여 있던 오래된 감정을 해소하는 데 도움을 줍니다. 테라피스트가 '이래라 저래라'하기보다는 이런 식으로 본인이 향과 제대로 마주할 수 있도록 안내하는 테라피 스타일이 아로마테라피의 본질에 가장 가깝습니다.

　컬러테라피color therapy ; 색채치료로 말하면 잎의 색=녹색은 '자기 성장, 배움, 변화'의 색입니다. 덩굴성 식물을 상상해보면 이해하기 쉬운데요. 덩굴성 식물은 장애물이 있더라도 그것을 오히려 감으면서 자랍니다. 이렇게 성장하는 성질이 녹색으로 상징되지요.

　자신을 좀 더 성장시키고 싶다면 녹색의 에센셜오일을 사용해보십시오. 성장이란 오래된 것에서 벗어나 새로운 것을 받아들이는 방식의 순환을 적극적으로 행하는 것입니다. 내가 성장하면 인생의 전환 사이클도 빨라집니다. 간혹 자신을 성장시키고 싶지만 생각이 너무 많아서 눈 앞의 현실이 좀처럼 변하지 않을 수 있습니다. 이럴 때 잎의 향은 두근거리는 기분을 불러일으켜 새로운 현실을 마주할 수 있도록 도와줍니다.

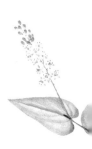

　인간은 성장을 통해 '나다움'을 찾습니다. 이런 의미에서 인생은 '나다움'을 발견하는 장이지요. 컬러테라피에서 녹색이 주는 메시지는 '진실의 탐구'입니다. 진짜 '나다움'이란 무엇인지를 알아내기 위해 우리는 인생이라는 이름의 모험을 떠납니다.

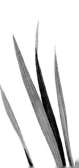

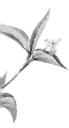

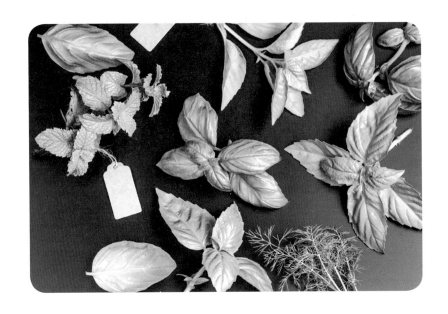

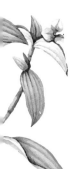

컬러테라피에서 녹색을 선택하는 분들은 전직轉職이나 이사를 반복하는 경향이 있습니다. 이분들은 여러 가지 경험을 원합니다. 그래서 주변 사람들이 부러워하는 직업을 가지고 있더라도 그 직업으로부터 더 이상 배울 것이 없어지거나, 성장할 수 없을 거라고 느끼면 일을 과감히 그만둬 버리기도 하지요.

잎의 에센셜오일을 이해하려면 모양도 고려해야 합니다. 잎 모양이 넓은 활엽계의 오일은 가슴을 확장시켜 '받아들이는' 에너지를 높여줍니다. 그래서 공기를 들여마시기 편해지거나, 사람의 호의를 받아들이기 쉬워집니다. 한편 잎 모양이 좁은 침엽계의 오일은 가슴을 수축시켜 '놓아버리는' 에너지를 높여줍니다. 숨을 뱉기 쉬워지며, 개운하지 못한 기분이나 불필요한 생각을 시원하게 내보낼 수 있습니다.

대표적인 활엽은 페퍼민트peppermint, 마조람marjoram, 유칼립투스eucalyp-

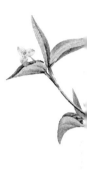

tus이고, 대표적인 침엽은 로즈마리rosemary, 주니퍼juniper, 티트리tea tree입니다. 향을 비교해보면 같은 방식으로 맡아도 활엽의 향은 들이마시기 편하고, 침엽의 향은 내뱉기 더 편한 느낌이 있습니다.

　무언가를 받아들이고 싶을 때에는 활엽의 향, 무언가를 내보내고 싶을 때에는 침엽의 향을 사용한다고 기억해두세요. 두 기능이 모두 필요할 때에는 블렌딩blending ; 2개 이상의 성분을 혼합하는 것해서 사용하면 됩니다. 어려운 약리작용을 비교하기 전에 이렇게 식물의 모양으로부터 기능의 힌트를 얻을 수도 있습니다.

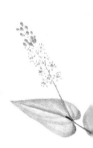

　잎의 모양은 대부분 들쭉날쭉하거나 끝이 뾰족해서 '칼'이나 '무기'에 비유되기도 합니다. 잎의 에센셜오일을 많이 쓰는 것은 자기 안에 무기를 많이 가지고 있는 형상과 비슷합니다. 무엇과 싸우기 위한 무기일까요? 바로 바이러스나 균입니다. 잎의 에센셜오일에는 강력한 항바이러스 기능과 살균 기능이 있어서 면역력을 높여줍니다.

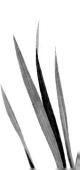

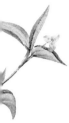

2-A향의 Image Share

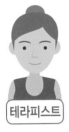

테라피스트

두 번째 레슨에서는 잎에서 추출한 에센셜오일 3종을 이미징하고 그 느낌을 공유함으로써 향에 대한 이해를 높여보겠습니다.

이미징할 때 어떤 향인지 맞출 필요는 없습니다. 향기 그 자체를 느껴보시기 바랍니다.

첫 번째로 2-A의 향에 대하여 이미징해볼까요?

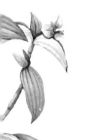

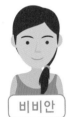

비비안

약간 독특한 특성이 있는 향. '나는 이 향 뭔지 알아!'하는 첫인상. 화분증꽃가루가 점막에 접촉해서 생기는 알러지성 질환이 있을 때 마스크에 묻혔던 것 같은 느낌. 비강코속공간에서 미간과 전두엽으로 퍼지는 향이었습니다.

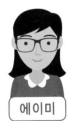

에이미

폐가 맑아지는 듯하다가 살짝 강해서 몸이 뒤로 젖혀지는 느낌. 넓은 공간을 떠올리게 하는 향. 예전에 여행갔던 광활한 스코틀랜드의 대자연이 떠올랐습니다.

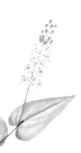

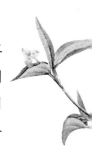

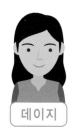

데이지

상쾌한 느낌의 침엽수같은 이미지. 향을 맡는 동안 호흡이 편안해졌습니다. 가슴이 따뜻해졌다고 생각했는데, 배에서 등까지 그 느낌이 퍼졌습니다. 처음에는 짙은 녹색이었는데, 그다음에는 빨강, 오렌지색이 되었고, 마지막에는 다시 짙은 녹색이 되어 비교적 마음에 드는 향입니다.

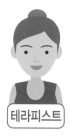

테라피스트

해방감을 느꼈고, 호흡이 편안해지면서 어깨에 들어갔던 힘이 빠졌습니다. 정의감이나 'OO를 하지 않으면 안 되'와 같은 생각은 필요 없는 것처럼 느껴졌고, 다 내려놓게 되면서 편안해졌습니다. 다만 그 후 머리가 아파오고, 칼로 찌르는 듯한 이미지도 있었습니다.

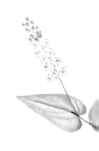

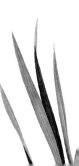

솔직한 선택을 돕는

2-A의 향 / 티트리 tea tree

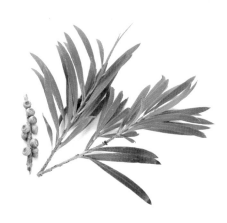

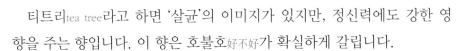

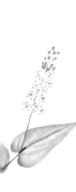

티트리tea tree라고 하면 '살균'의 이미지가 있지만, 정신력에도 강한 영향을 주는 향입니다. 이 향은 호불호好不好가 확실하게 갈립니다.

학술명은 Melaleuca alternifolia이며, Melaleuca의 melas는 검정색을, leukos는 흰색을 의미합니다. 잎은 짙은 녹색인데 멀리서 보면 까맣게 보입니다. 반대로 어린 나뭇가지는 하얗게 보이기 때문에 '흑과 백'이라는 이름을 붙였습니다.

이러한 모습은 향에 대한 힌트도 됩니다. 티트리를 필요로 하는 사람은 흑백이 확실하지 않으면 직성이 풀리지 않는 사람, 다시 말하면 마음에 유연성이 부족한 사람입니다. 티트리 오일은 흑·백의 양극을 초월하는 시점을 갖게 해줍니다. 마음이 유연해져서 '흑·백을 정하는 것이 정말 의미있을까?'라는 기분이 들게 됩니다.

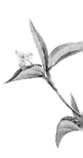

'이렇게 하지 않으면 안 돼'라는 마음으로 무언가를 결정하려고 하면 자신을 힘들게 합니다. 티트리는 그런 숨막힘을 정화하고, 마음을 편안하게 해주는 향입니다.

우리의 삶에서 흑·백의 판단만 의미있는 게 아닙니다. 나에게 중요하고 마음이 편안한 선택도 의미있습니다. 티트리는 선택할 수 있도록 도와주므로 어떤 일로 망설일 때 도움이 됩니다.

티트리에는 강력한 면역 강장 작용도 있어서 육체뿐 아니라 정신도 강하게 해줍니다. 그래서 솔직히 'A를 선택하고 싶어. 하지만 다른 사람들 눈에는 B를 선택하는 게 좋아보일 것 같아'하는 망설임이 생겼을 때 마음을 강하게 해주고, 솔직한 선택을 할 수 있는 용기를 줍니다.

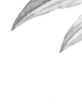

티트리는 항균·항바이러스 기능도 뛰어납니다. 그래서 저는 감기가 유행할 때 살짝 목이 아프면 바로 티트리를 한 방울 손바닥에 떨어뜨려 문지른 후 양손으로 목을 감싸듯 발라塗布줍니다. 그러면 어느새 목의 컨디션이 원래대로 돌아옵니다. 티트리의 항감염 작용의 효과를 실감할 수 있어요. 다만 컨디션이 좋아진다고 해서 하루에 여러 번 뿌리면 피부가 건조해져서 거칠거칠해질 수도 있습니다.

티트리는 원액을 사용해도 된다고 알려져 있으나, 과다한 사용은 바람직하지 않습니다. 피부 자극이나 감작感作, sensitization ; 생물체에 어떤 항원을 넣어 그 항원에 대하여 민감하게 만드는 것에 대한 보고도 매년 증가하고 있습니다. 이 점이 신경이 쓰인다면 희석해서 사용하기 바랍니다.

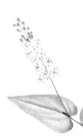

오행五行으로 보면 잎의 오일은 '금金'의 에너지가 강하여 승화 작용이 있습니다. 또 따뜻한 '불火'의 에너지도 있어서 자기 표현을 촉진시킵니다. 진짜 '나'는 이렇게 하고 싶지만 가족들이 허락해주지 않는다든가, 주위 시

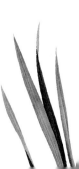

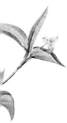

선에 자신을 끼워 맞추느라 나의 본모습을 보지 못하게 된 분들에게도 권합니다. '진짜'를 깨닫기 위한 전환기에 사용하면 티트리는 확실한 당신의 편이 됩니다.

❀ 개 요

원액 사용이 가능하다고 알려져 있으나 피부 자극성이 있는 1.8시네올 cineol(e) 성분의 함유량_{호주의 규정에서는 15% 이하}이 많은 티트리 오일은 반드시 희석하여 사용합니다.

과다 사용하면 피부가 건조해집니다.

❀ 신체작용

항감염 기능은 에센셜오일 중에서 티트리가 압도적인 넘버 1입니다. 감기나 인플루엔자가 유행하는 시기에 방향제나 방향욕_{aromatic bath}으로 사용

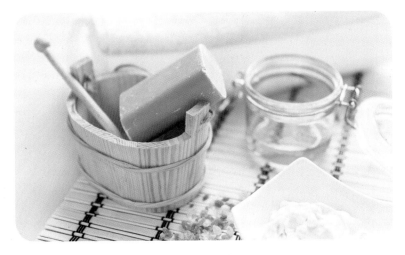

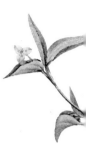

하면 좋다는 사실은 잘 알려져 있지요. 저는 항상 무첨가 목욕비누에 여러 종류의 에센셜오일을 블렌딩하여 사용하는데, 이때 티트리는 꼭 사용합니다. 아주 약간 어렴풋이 향이 나는 정도면 충분합니다. 매일 사용하는 물건에 티트리를 살짝 뿌려주면 신기하게도 감기에 잘 걸리지 않습니다.

그밖에도 페트병에 물을 넣고 티트리를 몇 방울 떨어뜨려 가지고 다니거나 입을 헹굴 때 사용합니다. 컵에 담긴 물에 한 방울만 떨어뜨려도 티트리 향이 강하므로 남은 물을 버리기 아까울 정도입니다. 이렇게 일상생활에서 티트리를 조금씩 사용하는 것만으로도 균이나 바이러스로부터 몸을 보호할 수 있어서 많은 도움이 됩니다.

❀ 피부작용

티트리는 살균 기능이 뛰어나서 상처나 무좀같은 피부 트러블을 완화시키는 데 도움이 됩니다. 가려움을 진정시키는 역할도 하므로 벌레에 물려 염증이 생겼을 때 좋습니다. 너무 많이 사용하면 피부가 건조해지므로 주의해야 합니다.

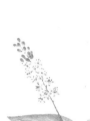

❀ 심리작용

티트리는 강력한 면역 강장 기능이 있습니다. 즉 몸과 마음을 모두 강하게 합니다. 강해진다는 말은 유연성이 생긴다는 뜻이기도 합니다. 정말 강하면 양극의 판단에 휘둘리지 않고 '어떤 것이든 OK. 가치관 차이니까'라면서 유연성을 가지고 상황을 바라보기 때문이죠.

티트리는 피해 의식이 있을 때 마음을 강하게 가질 수 있게 해주는 향입니다. 항상 나만 하기 싫은 일을 맡는 느낌이 들거나, 진짜 나는 지금과

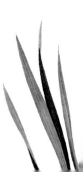

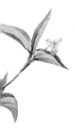

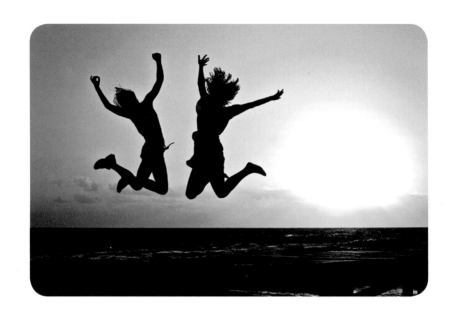

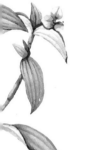

는 다른 삶을 살고 싶지만 여건이 되지 않아 상황만 원망할 뿐 스스로 상황을 바꿀 용기가 없을 때 권하는 향입니다.

눈 앞의 현실은 다른 누구도 아닌 나 자신이 만든다는 중요한 사실과 마주하기 싫고, 마주하려는 용기조차 없을 때가 있습니다. 너무 힘들어서 그 상황으로부터 벗어나고 싶지만 어떻게 해야 할지 모를 때도 있습니다. 하지만 언제까지나 마음에 들지 않는 상황을 '남의 탓'으로 돌린다면 즐거운 인생은 영원히 오지 않습니다. 아로마테라피와 만나기 전의 제가 바로 그랬기 때문에 지금의 제가 그때의 저를 상담할 수 있다면 가장 먼저 티트리를 권할 것입니다.

이런 생각에 빠지기 쉬운 분들은 약하고, 또 에너지가 부족한 편입니다. 티트리 향은 약해진 몸과 마음을 강하게 해줍니다.

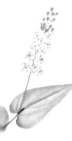

마음이 섬세하고 감수성이 풍부한 분은 주변에서 '이래라, 저래라'는 말을 들으면 자신의 가치관 위에 다른 사람의 가치관을 씌워버려 본래의 자기다움을 잃기 쉽습니다. 그래서 여러 일들이 자기가 생각하는 대로 진행되지 않지요. 이러한 상황이 피해의식으로 연결될 때 양陽의 에너지를 가진 티트리는 자신의 가치관을 믿도록 힘과 용기를 불어넣어줍니다.

티트리는 자신을 지키는 사이킥 프로텍터psychic protector, 심령 보호자로서 섬세한 마음을 보호하고 싶거나 주변 사람들에게 시달렸을 때 방호벽 역할을 합니다.

제가 티트리의 이러한 멘탈케어mental care 사용법을 알려드리면 "살균할 때 말고는 사용하지 않았어요"라는 말을 종종 듣습니다. 육체뿐 아니라 마음에도 힘을 주는 티트리는 사람들이 꼭 제대로 알고 많이 사용했으면 하는 향입니다.

- ᐅ 티트리라고 하면 면역 강장을 떠올리는데, 육체뿐 아니라 마음의 에너지도 강하게 해줍니다.
- ᐅ 좀처럼 자신의 생각대로 살아지지 않는 느낌이 들 때 마음을 강하게 해주고 스스로를 믿을 수 있는 용기를 줍니다.
- ᐅ 원액 사용도 가능하지만, 피부 자극이나 감작sensitization ; 생물체에 어떤 항원을 넣어 그 항원에 대하여 민감한 상태로 만드는 것의 가능성도 있으므로 가급적 희석해서 사용합니다.

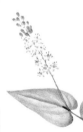

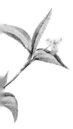

2-B향의 Image Share

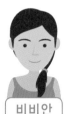

비비안

상쾌한 느낌, 코가 확 뚫리는 느낌이며, 머리도 맑아집니다. '좋아요(♥)'표시를 해주고 싶을 만큼 굉장히 마음에 드는 향입니다.

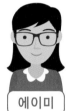

에이미

에너지가 세서 가슴이 열리는 느낌. 배도 따뜻해졌습니다. 시원한 바람이 부는 기분. 반으로 쪼갠 오렌지와 파란 바람의 이미지. 하지만 별로 좋아하는 향은 아닙니다.

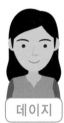

데이지

식후에 위를 가볍게 해주는 느낌. 꽃가루가 날리는 시기에 자주 맡았던 향과 비슷한 느낌이 들었습니다. 하지만 시간이 지나면 별로 마음에 들지 않는 향으로 변합니다.

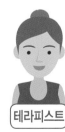

테라피스트

제한을 한번에 없애버리는 향. '꿈은 크게 갖고, 희망은 높게 갖자'고 자신을 끌어올려주는 향이었습니다. 시야가 확 트이고 마음도 몸도 개방적으로♪

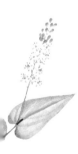

시야가 확 트이는 '해방감'을 주는

2-B의 향 / 유칼립투스 글로불루스 eucalytus globulus

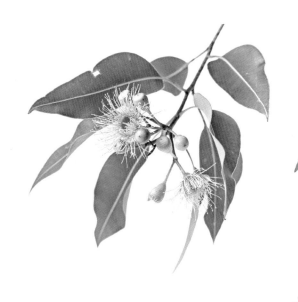

유칼립투스 eucalyptus 는 500종 이상이 있으며, 그 중 여러 종을 에센셜오일로 쓰고 있습니다.

여기서 소개할 유칼립투스는 일본에서 가장 인기 있는 글로불루스 globulus 종의 향입니다. 타스마니안 블루검 tasmanian blue gum 이라는 이름이 더 익숙하실지 모르겠네요. 야생 글로불루스는 키가 100m가 넘는다고 하니 정말 놀랍지요. 가장 키가 큰 나무 중 하나입니다.

나무 위쪽 높이 달려 있는 잎의 에센셜오일로 개방성이 가장 큰 특징입니다. 그래서 좁아진 시야를 확 트이게 해줍니다. 나무 밑에서 이것저것 고민하다가 나무 위에 올라가서 드넓은 하늘을 보면 '작은 일로 고민하지 말자'하고 마음이 넓어집니다. 유칼립투스는 그런 이미지의 향입니다. 동시에 '자유'에도 눈을 뜨게 해줍니다.

유칼립투스는 '열熱의 나무'로 불립니다. 오스트레일리아는 공기가 건조

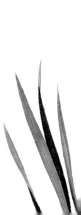

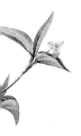

하기 때문에 자연 발화에 의한 산불이 잦은데, 산불의 원인 중 하나는 유칼립투스로부터 방출된 에센셜오일 성분의 테르펜terpene 때문입니다. 아로마테라피를 공부하면 에센셜오일에 인화성이 있다는 사실을 알게 됩니다. 여름에 기온이 올라가면 잎에서 방출되는 테르펜량이 증가하여, 농도가 높아지면 어떤 원인에 의해 불이 옮아 붙는다고 합니다.

그런데 유칼립투스는 불이 붙으면 나무 껍질이 벗겨지면서 떨어지기 때문에 줄기로 불이 옮겨가지 못하며, 뿌리에서 빨아들인 수분과 영양분으로 계속 성장합니다. 더 나아가 화재 후 비가 내리면 땅에 새로운 싹을 틔우는 굉장히 똑똑한 나무입니다.

잎에서 나오는 방향 성분인 아로마덴드렌aromadendrene과 페란드렌phellandrene은 공기 중 산소와 접촉하여 오존ozone을 만듭니다. 오존에는 강력한 살균 기능과 탈취 기능이 있어서 공기를 깨끗하게 해줍니다.

이처럼 유칼립투스는 자연 발화나 오존 생성처럼 오래된 것을 정화하여 깨끗하고 새로운 환경을 만들어내는 능력을 갖고 있습니다.

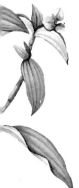

오스트레일리아에 있는 세계 유산인 원생림은 블루 마운틴즈blue mountains라 불리는데, 유칼립투스의 잎에서 나온 방향 성분이 자외선과 반응하여 파랗게 보여서 그렇게 이름이 붙여졌습니다.

유칼립투스의 잎은 푸른색을 띠는 녹색입니다. 유칼립투스는 파란색으로 연결되는 제5차크라p. 204 참조를 활성시킵니다. 제5차크라는 인체의 목구멍 부분으로, 진실된 자신을 의미합니다. '자신에게 성실하다'는 의미에서 '배움'의 차크라이기도 합니다.

오행五行으로 말하면 오래된 것을 내보내고 새로운 단계로 나아가는 '금金'의 에너지입니다.

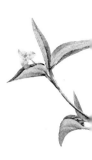

❀ 개 요

유칼립투스는 향이 강하고 심장을 자극하기 때문에 고령자나 임산부, 영유아, 환자, 고혈압이 있으신 분들에게는 유칼립투스 중에서 작용이 온화한 라디아타radiata종을 추천합니다. 또한 피부를 자극할 수 있기 때문에 충분히 희석한 후 사용해야 합니다.

❀ 신체작용

유칼립투스는 '열의 나무'라고 불릴 만큼 열성이 강한 특징이 있습니다. 건조시키는 힘도 강력하므로 춥고 비오는 날에 아픈 관절이나 신경통에 좋습니다. 냉증으로 몸이 잘 붓거나 기분이 축축 처지는 경우에도 꼭 사용해 보셨으면 하는 향입니다. 마음도 몸도 굉장히 가벼워집니다.

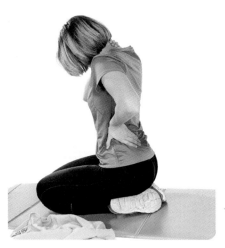

유칼립투스는 잎의 에센셜오일이기 때문에 호흡기를 관리할 때 사용합니다. 특히 호흡기에 쌓이는 카타르catarrh ; 감기 등으로 코와 목의 점막에 생기는 염증나 가래 등 점액을 배출시키는 능력이 뛰어납니다. 천식인 분은 기도가 부어올라 점액이 과다해지는데, 이때 유칼립투스 향을 맡으면 모두 "호흡이 편해졌어요!"라고 말씀하십니다. 집에서 방향제로 사용해도 좋습니다.

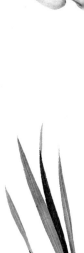

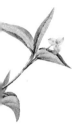

✿ 피부작용

유칼립투스는 세균 번식을 억제하는 기능이 있으므로 고름이 있는 상처에 좋습니다. 살균 및 항바이러스 기능이 뛰어나지만 피부를 자극할 수 있으므로 반드시 희석해서 사용하시기 바랍니다.

✿ 심리작용

유칼립투스는 폐를 넓혀주는 향이므로 닫힌 마음을 열어줍니다. 힘든 감정을 없애주기 때문에 가슴 깊이 억눌린 울분이 있는 분들께 추천합니다.

과거의 감정을 풀지 못하고 쌓아두고 있으면 세포는 과거의 감정을 계속 기억하고 있으므로 고통스럽습니다. 화났던 일이나 슬펐던 일은 그때그때 누군가에게 얘기하거나 노트에 써서 해서 발산시켜야 합니다. '너무 억울했다!', '열 받았다!'와 같은 식으로 그때의 기분을 솔직하게 표현하는 것만으로도 힘든 감정이 어느 정도 해소됩니다.

이때 '감정은 다른 사람에게 보이면 안 되는 것'으로 규정하고 이성적으로 정리하려 하면 갈 곳 없는 감정이 가슴에 새겨집니다. 그리고 갈 곳 없는 감정이 가슴속에 가득 차면 그 결과 스스로 감정을 콘트롤할 수 없는 지경에 이릅니다.

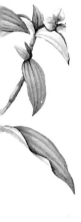

유칼립투스는 책임감이 강한 사람에게 필요한 향이기도 합니다. 예를 들어 일을 하다가 실수를 연발하는 부하직원이 있다고 칩시다. 실수를 발견했을 때 "당신의 실수가 다른 사람 일에 영향을 줄 수 있으니 조심하세요"라고 본인에게 확실히 이야기할 수 있다면 마음이 편해질 것입니다. 하지만 '부하직원의 실수는 상사인 나의 실수이기도 하니까'라며 부하직원의 실

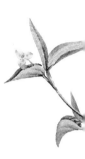

수를 본인이 덮어쓴 채 자신이 처리하고 부하직원에게는 아무렇지도 않은 척 "괜찮아"라고밖에 말하지 못했다면 점점 좌절감이 쌓이겠죠.

이런 상태가 계속되어 가슴에 빨간 발진이 '툭툭' 나타나는 분도 보았습니다. "이 툭툭 올라온 것들은 도대체 뭔가요? 여드름도 아니고"라는 상담을 받으면 저는 "가슴에 뭔가 쌓아두고 계시는 건 없으신가요? 혹시 말하지 못하는 분노라든가"라고 물어봅니다. 그러면 대부분 "아…"하면서 떠오르는 것이 있는 듯한 모습을 보입니다.

하지만 상황에 따라 하고 싶은 말을 몽땅 내뱉으며 살 수는 없지요. 그래서 가슴에 쌓아둔 울분을 발산하고 싶을 때 유칼립투스 향을 시험해보시기 바랍니다. 이 향을 깊게 들이마시면 가슴 구석구석까지 깨끗해지는 느낌이 들면서 상쾌해집니다.

책임감이 강한 분의 이야기를 들어보면 스스로를 우리 안에 가둬버리는 경우가 많습니다. 예를 들면 아이들을 기다리는 엄마들이 모여서 "이번 주 토요일에 점심 먹으러 갑시다"하는 이야기가 나왔을 때 "토요일은 애기아빠도 아이들도 쉬는 날이니까 안 될 것 같아요"라고 즉각 거절해버리는 경우가 있지요. 정작 가족들에게 물어보면 "다녀와요. 재밌게 놀다와요"라고 가볍게 말해줄지도 모르는데, 가족이 모두 모일 때에는 반드시 집에 있어야 한다는 생각으로 스스로를 가둬버립니다.

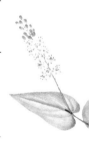

그밖에도 '일 때문에 피곤해서 몸이 나른하군. 오늘은 야근하지 말고 집에 가서 쉬고 싶다'고 생각하면서도 사람들이 모두 야근을 하고 있으면 혼자만 정시에 퇴근하는 게 걸려서 함께 야근하느라 무리하기도 합니다.

이러한 책임감은 자기도 모르게 자신을 좁은 우리 안에 가두고 고통스럽게 할 수 있습니다. 숨 쉬기 힘든 느낌, 몸이 말을 듣지 않는 듯한 느낌이 든다면, 꼭 유칼립투스 향으로 자신을 해방시켜주시기 바랍니다. 시야가 넓어

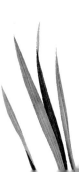

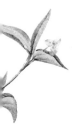

지고, 어깨의 힘이 조금 빠지면서 자유를 만끽하는 기분이 들 것입니다.

유칼립투스eucalyptus라는 이름이 좀 독특하다고 생각되지 않으시나요? 여러 가지 설이 있는데 eu는 '우물, 좋음, 아름다움'을 뜻하고, calyptus는 '덮다, 뚜껑'을 의미한다고 합니다. '우물에 뚜껑을 덮는다'는 말처럼 유칼립투스의 꽃봉오리는 뚜껑을 잘 덮은 그릇 모양을 하고 있습니다. 학명인 globulus는 '구형球形의'라는 의미로, 역시 꽃봉오리 모양에서 유래되었다고 합니다.

꽃은 '자기다움의 표현, 기쁨'의 성질이 있습니다. 유칼립투스는 자기에게 꼭 맞는 뚜껑을 갖고 있습니다. 책임감으로 가득 찬 나머지 '나다움을 즐기며 살아가는 기쁨을 깨닫는 건 무리!'라고 생각하는 사람들 같습니다.

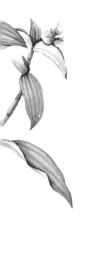

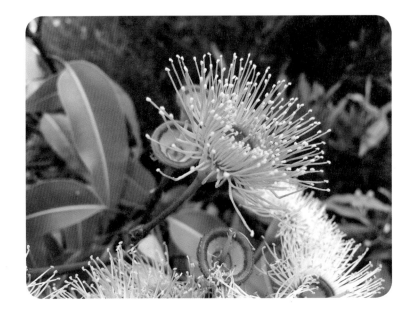

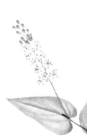

유칼립투스 향은 가슴을 넓혀 과도한 책임감에서 해방시켜주고, 새로운 가치관을 심어주면서 청정한 마음으로 스스로를 속이지 않고 솔직하게 살아가는 '기분 좋음'을 알려줍니다.

"정신적으로 성숙해져 자신이 진짜로 원하는 인생을 살아가자!"는 것이 시대의 흐름입니다. 그러나 '스스로에게 솔직해지는 것이 두렵'고 느끼는 분들도 많을 거라고 생각합니다. 그런 분들이 꼭 사용해보셨으면 합니다.

낡은 가치관을 조금씩 벗어던지고 새로운 세계로 들어가는 데 익숙해지면 언젠가 반드시 자신이 원하는 삶을 살 수 있습니다.

Point

- ·)》 유칼립투스는 작은 일로 끙끙대며 고민하는 것이 바보 같다고 느껴질 만큼 해방감으로 가득 찬 향입니다.
- ·)》 책임감이 강한 나머지 스스로 자신을 우리에 가둬버리는 분들께 권합니다.
- ·)》 분노나 스트레스를 가슴에 쌓아두면서 고통을 느끼는 분들의 마음을 열어줍니다.
- ·)》 자신을 신뢰하고, 솔직하게 살아갈 용기와 힘을 줍니다.

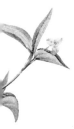

2-C향의 Image Share

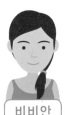

비비안

무겁고 가라앉는 느낌. 진하고 묵직한 이미지. 차분하고 졸린 베트남 느낌의 향이라고 생각했습니다.

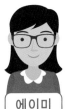

에이미

무거운 느낌. 먹물처럼 까만 물방울. 좋아하는 향은 아니지만 무언가 가르침을 주는 듯한 기분이 들어서 좀 더 맡으면 좋을 것 같다는 생각이 들었습니다. 하지만 허리가 무거워지는 느낌이 든 후로는 별다른 이미지가 떠오르지 않았습니다.

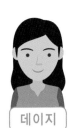

데이지

'꾹' 눌러주는 느낌. 좋아하는 향. 이끼 같은, 응달, 벽장 안에서 향기가 나는 느낌. 갈색과 하늘색이 떠올랐습니다. 갈색이 위, 하늘색이 아래인 이미지입니다.

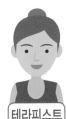

테라피스트

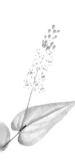

과거가 차례대로 떠오르며, 사람들을 상대하지 않았던 옛날의 나약한 내가 생각났습니다. 하지만 지금은 그런 과거도 전부 받아들일 수 있습니다. 어른이 된 나를 깨닫는 느낌입니다. 지금의 나와 마주하게 해주는 거울 이미지가 떠올랐습니다.

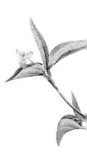

몸과 마음이 모두 피곤하다면

2-C의 향 / 파촐리patchouli

이미지 셰어에서도 보았듯이 먹물 향으로 사용했던 향입니다.

파촐리patchouli는 자소紫蘇과의 허브herb로, 향이 무거운 이유는 잎을 자른 후 건조·발효시켜 증류했기 때문입니다. 양주를 만들 때처럼 시간이 흐를수록 향이 풍부해집니다. 일반적인 에센셜오일의 유통기한은 개봉 후 1년이지만, 단지 1년만으로는 파촐리patchouli의 진짜 놀라운 향을 알 수 없지요.

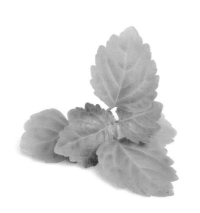

약리 효과만 따지면 1년이 지난 후에는 사용하지 않는 편이 좋을지 모릅니다. 하지만 순수하게 향을 즐기는 관점에서 말하면 저는 처음 사용하고부터 8년 정도 지난 파촐리 향에서 말로 표현하기 어려울 정도의 깊이와 풍요로움을 느꼈습니다. 그 향은 아직까지도 잊을 수 없습니다.

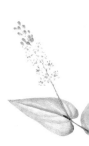

이 향을 맡은 사람은 모두 파촐리 향에 사로잡혀 '이렇게 멋진 향이었다니!'하고 감동했을 정도입니다. 하지만 그 기간을 지나면 산화취유지가 산화됨으로써 알데히드 등 복잡한 조성의 저분자화합물이 생성되어 나는 냄새가 강해져서 역시 향에도 절정의 순간이 있다는 사실을 알게 되었습니다.

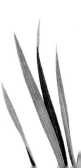

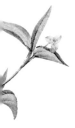

파촐리가 주는 메시지는 그라운딩grounding ; 땅에 발을 붙이고 현실적인 사고로 이어지게 하는 것 효과입니다. 땅처럼 차분한 향에서 우리는 '진짜 풍부함'을 떠올립니다. 파촐리는 몸도 마음도 지쳤을 때 기력을 회복시키는 역할도 하며, 살아 있다는 느낌을 갖게 해줍니다.

파촐리 자체가 흙이 비옥하지 않으면 자라지 않는 허브이므로 비옥한 땅의 에너지를 쏙쏙 빨아들여 성장합니다. 흙의 에너지를 가득 품고 있는 허브이므로 오행五行으로 보면 '흙土'의 에너지가 강합니다.

❀ 개 요

파촐리는 개성적이고 향이 계속 남기 때문에 시간·장소·상황TPO : time, place, occasion에 맞게 사용해야 합니다. 트리트먼트 오일에 파촐리를 넣으면 그때 사용했던 천이나 옷에 계속 향이 남습니다. 이 향은 호불호好 不好가 분명하기 때문에 사용할 때 주의하시기 바랍니다.

❀ 신체작용

스트레스를 음식으로 풀려는 분들에게 좋습니다. 과식을 억제시켜주는 향으로 유명합니다. 파촐리의 그라운딩grounding 에너지가 자신을 객관적으로 볼 수 있게 해주므로 '먹어서 일시적으로 스트레스가 풀린 기분이 들더라도 상황은 아무것도 달라지지 않는다'는 사실을 깨닫게 해줍니다.

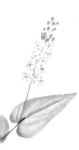

정신적 압박이나 과로로 스트레스가 계속 쌓이면 정신 안정에 영향을 미치는 호르몬인 세로토닌serotonin이 부족해집니다. 파촐리의 향은 세로토 닌을 분비시키는 역할을 하므로 바쁜 현대인들에게 꼭 필요한 향입니다.

트리트먼트로 사용하면 흙처럼 풍부하고 차분한 향이 릴랙스relax시켜주어 시간에 쫓겨서 허둥거리는 일상을 잊게 해줍니다.

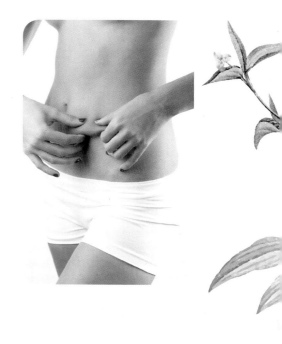

부종edema이나 셀룰라이트cellulite ; 여성의 허벅지·엉덩이·복부에 주로 발생하는 오렌지껍질 모양의 피부 변화에도 효과적입니다. 몸과 마음에 쌓인 노폐물을 말끔하게 배출시켜 '지금 이 순간' 똑바로 설 수 있게 해줍니다. 그라운딩grounding을 하여 의식을 집중시키고, 아직 오지 않은 미래를 걱정하느라 머리가 복잡할 때에도 도움을 줍니다.

✿ 피부작용

이 향이 마음에 든다면 꼭 사용하시길 권합니다. 피부세포를 재생시키는 작용이 있기 때문입니다. 다만 향이 굉장히 강하므로 아침에 피부 관리skin care를 할 때는 적당하지 않습니다. 밤에 자기 전에 사용할 것을 권합니다.

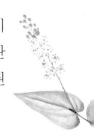

✿ 심리작용

오행五行에서 말하는 '흙土'의 에너지가 강하기 때문에 머리로 올라온 에너지를 '꾹'하고 발끝으로 내려주는 그라운딩grounding 힘이 뛰어납니다. 늘 생각이 가득 차 머리 속이 복잡한 분들께 추천합니다.

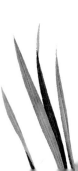

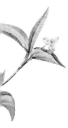

88

불안감이나 두려운 마음이 드는 이유는 자신을 신뢰하고 있지 않기 때문입니다. 주변의 가치나 평가를 의식하면서 사는 한 불안·걱정·두려움에서 벗어날 수 없습니다. 그럴 때 이 향을 사용하면 스스로의 힘으로 살아갈 수 있도록 이끌어줄 것입니다.

그라운딩grounding할수록 정신력이 향상되어 자신에게 필요한 정보를 바로 받아들이거나 영감이 잘 떠오릅니다. 그것이 자신의 본래 감성이기 때문입니다. 감성을 이성으로 누르고 살아온 사람은 자신의 직감을 믿지 않고, 세간의 정보나 가치관에 휘둘립니다. 우리는 좀 더 자신의 감성을 높여야 합니다. 감성을 높이기 위해 그라운딩은 필수입니다.

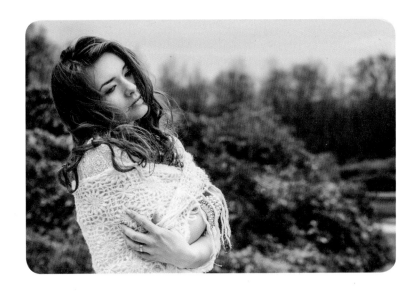

아주 섬세한 분에게도 파출리를 추천합니다. 이분들은 감수성이 풍부하여 주변 사람들의 반응에 민감합니다. 불안해 하는 사람이 옆에 있으면 '내가 뭔가 거슬리는 짓을 했나'하고 걱정하지요. 이분들은 환경이 맞지

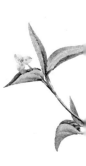

않으면 에너지가 과잉 소비되어 피곤해집니다. 그래서 파촐리의 향으로 심신을 잘 관리하도록 합니다.

파촐리는 제1차크라p.200 참조로 이어지는 향이므로 '나는 존재만으로도 충분히 가치 있다', '나의 선택은 모두 옳다'고 안심할 수 있게 해줍니다. 진정한 풍부함을 가르쳐주는 향이라고 할 수 있습니다.

'풍부하게 산다'란 여러 가지 체험을 통해 희노애락의 감정을 모두 느껴본다는 뜻이기도 합니다. '좋았던 기억은 좋지만, 나빴던 기억은 필요 없다'가 아니라 '모든 감정은 평등하다'입니다.

파촐리는 이 사실을 있는 그대로 받아들이고 현실에 뿌리내릴 수 있게 도와줍니다. 그래서 다른 사람이 보면 힘든 상황이라도 본인이 그라운딩하고 있다면 '이 상황은 나에게 필요한 체험이겠지'하는 마음으로 직면할 수 있습니다.

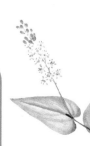

Point

- ◁)) 파촐리는 그라운딩grounding 힘이 강합니다. 머리로 과하게 올라온 에너지를 발끝까지 확실하게 내려서 생각을 현실로 받아들이게 해줍니다.
- ◁)) 스트레스성 과식에 좋습니다. 기분을 차분하게 해주어 자신을 객관적으로 볼 수 있게 해줍니다.
- ◁)) 감수성이 풍부하며, 에너지가 과잉 소비되어 쉽게 지치는 분들께 좋습니다. 과로로 피곤할 때 추천합니다.
- ◁)) 향이 강하고, 계속해서 남으므로 시간 · 장소 · 상황TPO에 맞게 사용해야 합니다.

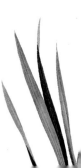

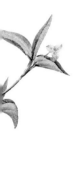

90

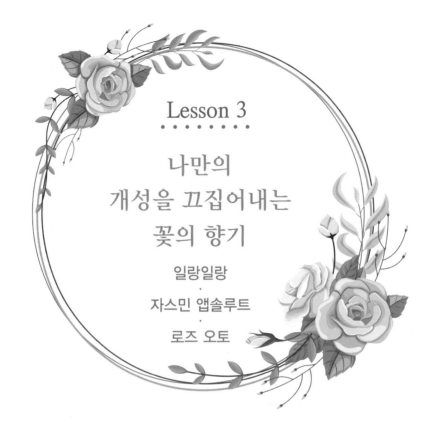

Lesson 3

나만의
개성을 끄집어내는
꽃의 향기

일랑일랑
·
자스민 앱솔루트
·
로즈 오토

세 번째 레슨에서는 일랑일랑ylang-ylang ; 꽃 중의 꽃이라는 뜻, 자스민 앱솔루트jasmine absolute, 로즈 오토rose otto의 3종 에센셜오일에 대해 알아보겠습니다.

먼저 꽃의 에센셜오일이 갖는 성질을 소개합니다.

'꽃'의 에센셜오일

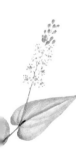

"꽃을 그려보세요"라는 말을 들으면 우리는 위에 꽃을 그리고 아래에 줄기와 뿌리를 그립니다. 꽃은 반드시 '머리 부분'에 그리지요. 즉 꽃은 우리의 머리 부분에 해당합니다.

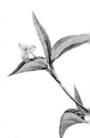

또 꽃은 그 식물의 개성을 가장 잘 나타내는 부위입니다. 예를 들어 "장미를 떠올려보세요", "튤립을 그려보세요"라고 하면 처음으로 떠오르는 이미지가 꽃 부분이지요. 뿌리나 줄기가 가장 먼저 떠오는 사람은 별로 없을 것입니다.

우리가 친구를 떠올릴 때 얼굴을 떠올리지 않나요? 그 사람의 손이나 무릎을 떠올리는 경우는 거의 없지요. 즉 인간의 개성을 가장 잘 나타내고 있는 부위도 얼굴=두부입니다. 얼굴은 그 사람의 성격이나 삶의 방식을 잘 나타내고 있습니다.

꽃은 개화함으로써 개성이 나타납니다. 그리고 꽃은 어떤 꽃이든 아름답습니다. 꽃의 에센셜오일은 각자의 개성과 매력을 나타내는 데 도움이 됩니다. 자신을 잘 표현하지 못하고 뭔지 잘 모르며 자신의 개성에 자신 없는 분들은 꽃의 에센셜오일을 사용해보시기 바랍니다. 자신의 개성이나 매력이 반드시 나타나게 될 것입니다.

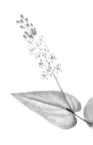

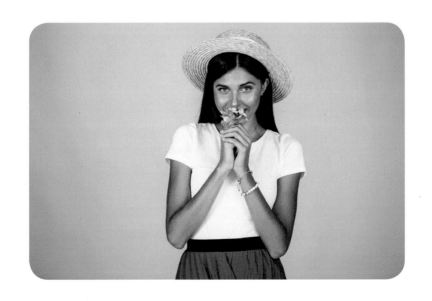

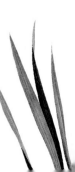

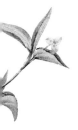

　제가 아로마테라피를 '평생의 직업으로 삼고 싶다!'고 결심했을 때 좋아했던 향은 시더우드cedarwood나 몰약沒藥의 향이었습니다. 아로마테라피스트가 되기 위한 공부를 계속할 때부터 주변에는 항상 나무나 수지의 에센셜오일이 있었습니다. 이 오일은 나의 결심을 굳건하게 해주는 축을 만들어주었습니다.

　아로마테라피는 식물의 에너지를 자기 자신에게 배합시키는 과정입니다. 그렇기 때문에 마구잡이로 고르는 것이 아니라 '에센셜오일에서 내가 원하는 것은 무엇인지?', '내가 어떻게 되고 싶은지?'를 생각하면서 향을 고르는 데 의의가 있습니다. '아름다워지고 싶다', '개성 있는 사람이 되고 싶다'는 분은 꽃의 에센셜오일을 사용해보시기 바랍니다. 자신도 미처 몰랐던 매력이 나타날 것입니다.

　꽃은 사람의 머리에 해당하므로 뇌에도 작용합니다. 꽃의 이미지는 남성적이라기보다는 여성적이지요. 음양의 성질 중 꽃은 여성적, 즉 음陰의 에너지를 가집니다. 자연계에서 보면 조용한 밤의 에너지입니다. 정신을 이완시키고, 모든 것들을 받아들이는 차분함과 온화함을 갖게 해줍니다.

　사회에서 바쁜 일상에 쫓기며 남성과 어깨를 나란히 하고 긴장감 속에서 일하고 있는 여성들은 남성성, 즉 양陽의 에너지가 높아져 있습니다. 항상 불안하고, 신경이 흥분되어 있어서 잠을 잘 못 자고 초조하다면 자기 안에서 음양의 균형이 깨진 상태입니다. 음양의 균형을 맞추어 일과 여가를 적절히 조절하고 싶을 때 꽃의 에센셜오일 사용을 권합니다.

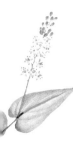

　꽃의 역할도 생각해봅시다.

　암꽃술에 수꽃술의 꽃가루가 묻으면 수분受粉이 되어 씨앗이 생깁니다. 즉 꽃은 식물의 생식기관입니다. 꽃의 에센셜오일은 인간의 생식기관에

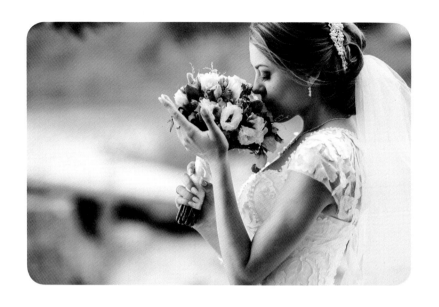

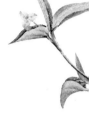

도 에너지를 줍니다. 생리불순이나 갱년기로 인한 문제가 생겼을 때 본래
의 온화하고 조화로운 상태로 돌아갈 수 있도록 도와줍니다. 그런데 임신
하면 꽃의 에센셜오일이 자궁에 자극을 줄 우려가 있어서 임신 기간에는 금기
로 여기는 향이 많습니다.

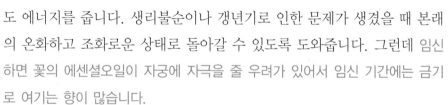

    차크라로 살펴보면 생식기 부분은 제2차크라_{p.201 참조}입니다. 제2차크
라의 메시지는 '인생은 기쁨'입니다. 꽃의 에센셜오일은 '나'라고 하는 개
성을 충분히 발휘하면서 인생을 즐기는 힘을 줍니다.

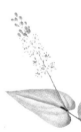

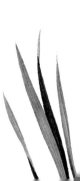

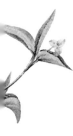

3-A향의 Image Share

세 번째 레슨에서는 일랑일랑ylang-ylang, 자스민 앱솔루트 jasmine absolute, 로즈 오토rose otto의 3가지 에센셜오일의 이미지를 공유함으로써 향을 이해해보겠습니다.
무엇보다도 '내가 무엇을 느끼는지?'가 중요하므로 주관적으로 해주시기 바랍니다. 첫 번째로 3-A의 향을 이미징해보겠습니다.

테라피스트

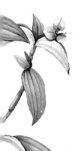

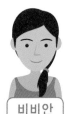

밤의 이미지. 보라색과 노란색 빛을 날리고 있는 여성의 모습이 떠올랐습니다.
향이 몸으로 들어오지 않고, 코끝에 머무는 느낌. 메시지는 '감사함을 느껴라'였습니다.

비비안

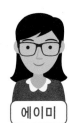

별로 좋아하는 향은 아니었지만, 짙은 핑크색 꽃잎이 많이 떠올랐고, 클레오파트라Cleopatra 같은 고대 여성이 궁전 안에 있는 장면이 떠올랐습니다. 여유로운 공간에 우아한 시간이 흐르고 있었습니다.

에이미

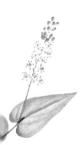

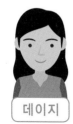
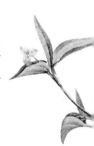

데이지

짙은 푸른색 바다가 있고, 근처에 빨간 꽃이 많이 피어 있습니다. 전망 좋은 높은 건물에서 강에 있는 섬을 바라보는 느낌이었습니다.

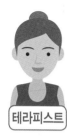

테라피스트

보라색의 얇은 베일veil이 바람에 흔들리고, 그 앞은 보이지 않습니다. 그리고 '보이지 않아도 괜찮아'라는 소리가 들립니다. 최근 제3의 눈third eye이 너무 활성화되어 피곤하다는 사실을 떠올리자 제3차크라가 있는 위장 주변에 에너지가 집중되어 머리가 편안해지는 느낌을 받았습니다.

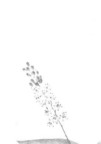
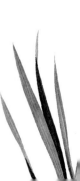

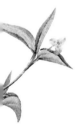

'매력'과 '개성'을 발휘시키는

3-A의 향 / 일랑일랑ylang-ylang

이 향은 호불호好不好가 분명하게 갈립니다. 그런데 싫어했던 향이 어느 날 갑자기 엄청나게 좋아지는 경우도 있습니다. 처한 환경이나 마음 상태에 따라 좋고싫음이 변화하는 향이지요.

일랑일랑ylang-ylang은 꽃 모양이 독특합니다. 향은 우아하고 화려한 느낌인데, 꽃은 바나나 껍질이 아래로 늘어진 모습이 탈력脫力 : 힘을 빼서 느리고 자연스러움 상태를 연상시킵니다. 일랑일랑은 바람이 살짝만 불어도 바람에 몸을 맡기며 꽃을 흔들흔들 흔들어 향을 100m 앞까지 날립니다. 마치 '충분히 이완하고 흐름에 몸을 맡겨야 매력과 개성을 널리 표현할 수 있어요'라는 가르침을 주는 듯합니다. 향이 주는 메시지는 '어깨의 힘을 빼고 릴랙스'입니다.

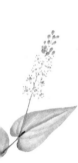

꽃의 색깔은 노란색입니다. 하얀색이나 보라색 일랑일랑도 있지만, 향은 노란색 일랑일랑이 최상급입니다. 노란색은 제3 차크라p.202 참조의 색으로 '나 자신'을 상징합니다.

회사와 가족을 위해, 또 나보다는 다른 사람을 우선시하던 사람이 '나의 진짜 행복은 도대체 뭘

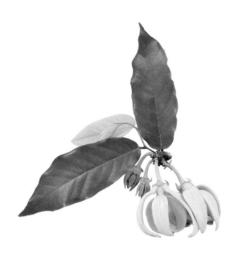

까?'라고 자기를 기준으로 인생을 바라보기 시작했을 때, 신기하게도 일랑일랑의 향이 기분 좋게 느껴집니다. 일랑일랑의 향을 싫어하다가 갑자기 좋아졌다면 오랫동안 몸 담았던 회사를 퇴직했거나, 육아가 일단락되는 때가 많습니다.

일랑일랑이 필요한 사람은 자기의 힘으로 상황을 콘트롤하지 않으면 안 된다는 강박 관념을 가지고 있습니다. 일랑일랑 향은 '흐름에 몸을 맡겨도 괜찮아. 모든 것을 스스로 해결하려고 하지 않아도 괜찮아'라는 가르침을 줍니다.

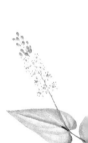

일랑일랑을 자주 사용하는 클라이언트 중에는 공황장애가 있는 분들이 많습니다. 갑자기 불안이 엄습해서 지하철을 탈 수 없거나 기분이 가라앉지 않을 때 이 향을 맡으면 편안함을 느낍니다.

이분들은 옷차림도 말끔하고 육아도 일도 완벽하게 하려고 노력합니다. 그런데 '항상 잘해야 해', '내가 제대로 하지 않으면 안 돼', '피곤해도 쉴 수 없어'라고 자신을 지나치게 콘트롤하면 한계에 부딪혀 반대로 자신을 완전히 콘트롤할 수 없게 됩니다. 공황장애는 '자신을 지나치게 콘트롤하고 있다'는 신호입니다. 이럴 때 일랑일랑은 흐름에 몸을 맡기는 지혜의 소중함을 가르쳐줍니다.

'완벽하지 않아도 괜찮아. 어깨 힘을 빼고 나답게 자연스럽게 살고 싶어'라는 기분이 들게 해주는 향이 일랑일랑입니다.

오행五行으로 말하면 자기를 표현하는 '불火'의 에너지입니다.

❀ 개 요

일랑일랑은 향이 강하므로 고농도로 장기간 사용하면 두통이나 토할

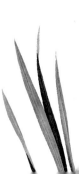

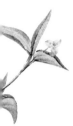

듯한 기분을 느낄 수도 있습니다. 그래서 저농도로 단시간 사용하는 것이
좋습니다.

✿ 신체작용

일랑일랑은 꽃=음의 에너지로, 이완 또는 진정 작용을 합니다. 그래서
공황장애인 분들이 좋아하지요. 가쁜 호흡을 가라앉히고, 심장박동을 느
긋하게 해주고, 신경을 이완시키므로 긴장해서 잠이 오지 않을 때에도 추
천합니다.

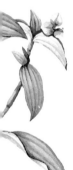

✿ 피부작용

일상적인 피부 관리skin care에 사용하지만, 드물게 발진 등 알러지증상
을 일으키는 경우가 있습니다. 한 번 사용했을 때에는 이상이 없었으나
매일 계속해서 사용했더니 며칠 후 발진이 나타나는 경우도 있습니다. 발
진이 나타나면 사용을 중지해야 합니다.

✿ 심리작용

일랑일랑은 음의 에너지를 높여주므로 기분을 차분하게 가라앉혀줍니
다. 불안·초조의 감정은 '내가 처한 상황을 모두 파악하고 콘트롤하고 싶어',
'예상대로 일이 진행되지 않으면 어쩌지?'라는 생각 때문에 생길 수 있습니다.
이때 일랑일랑은 어깨 힘을 빼고, 흐름에 몸을 맡기고 싶다는 생각이 들
게 합니다. 뭐든 스스로 하지 않으면 마음에 안 들고, 걱정이 돼서 못견디
는 분은 일랑일랑의 힘을 빌려보시기 바랍니다.

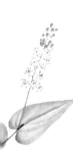

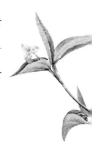

우리는 직장에서는 직급에 따른 역할을, 가정에서는 가족 관계에 따른 역할을 맡고 있습니다. 이러한 사회적 역할을 심리학 용어로 '페르소나_{per-}sona, 가면'라고 하는데, 이것은 상황에 따른 역할의 가면을 쓰고 있다는 뜻입니다. 사회 속에서 살아가는 한 페르소나는 중요합니다.

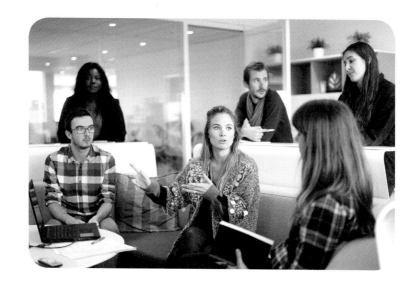

그런데 책임감이 강한 사람이 직장에서 '리더'라는 페르소나를 쓰고 있다고 가정합시다. 일을 하지 않을 때에는 그 페르소나를 벗어도 되는데, 책임감이 너무 강하면 계속 리더의 페르소나를 벗지 못합니다. 그래서 집에 돌아와서도, 쉬는 날에도 일에 대한 생각이 머리에 가득 차지요. 그러면 페르소나를 쓰고 있는 자신을 진짜 자신으로 착각한 나머지 본래의 자신을 잃어버리게 됩니다. '인생에서 기쁨이나 즐거움을 찾을 수 없어', '나다운 게 뭐였지?'하는 고통을 느낀다면 일랑일랑에 손을 뻗어보시기 바랍니다.

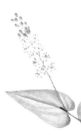

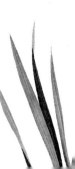

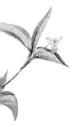

일랑일랑의 향은 자신을 해방시킵니다. 이 향을 항상 좋아하는 분보다는 갑자기 좋아지거나, 갑자기 싫어지는 분들이 많은데, 갑자기 좋아질 때에는 '본래의 나를 중심으로 살고 싶다!'는 내면의 신호입니다.

계속 육아에 전념하다가 아이가 성장하여 기숙사 생활을 시작하면서부터 자기만의 시간이 생기거나, 회사에서 열심히 일하다가 과로로 몸이 망가져서 퇴사하는 경우가 있습니다. 이런 시기에 일랑일랑을 좋아하게 될 가능성이 높습니다. '일랑일랑은 이제는 나를 먼저 생각하면서 살고 싶다', '너무 강한 책임감에서 벗어나고 싶다'는 생각이 들기 시작하는 분들께 꼭 권해드리는 향입니다.

Point

- 일랑일랑이 주는 메시지는 '어깨의 힘을 뺀다'. 탈력脫力 : 힘을 빼서 느리고 자연스러움 상태를 만드는 향입니다.
- 이 향은 항상 좋은 때보다는 갑자기 좋아지거나 갑자기 싫어지는 때가 더 많습니다.
- 이 향이 좋아질 때에는 나를 중심으로 생각하고 싶을 때입니다. 나만의 개성이나 삶의 방식을 곰곰이 생각하게 도와줍니다.

3-B향의 Image Share

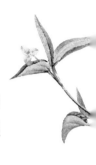

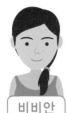

비비안

핑크색 꽃 주변에 벌이 날아다니고 있는 봄의 이미지. 굉장히 좋아하는 향입니다. 몸 전체가 핑크빛으로 변하는 것 같고, 발바닥이 뜨거워지면서 기분이 가벼워졌습니다.

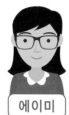

에이미

여유로운 공간. 하지만 별로 좋지는 않고, 나와는 다른 세계라는 느낌이 들었으나 시간이 지나면 받아들일 수 있을 것 같은 기분이 들었습니다. 제가 동경하고 있던 공간인지도 모르겠어요. 왠지 모르게 사금沙金이 떠올랐습니다.

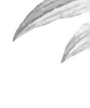

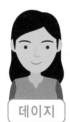

데이지

멀리 고향의 산이 보이고 그 앞에 커다란 알갱이의 까만 포도가 회색 나무 상자에 가득 담겨져 가지런히 놓여 있습니다. 한 입 먹어보니 물도 많고 달아서 그 달콤함과 수분을 만끽하며 기뻐하고 있는 나를 느꼈습니다. 굉장히 마음에 드는 향이었습니다.

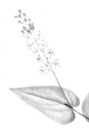

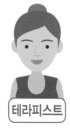

테라피스트

웅대한 대하大河에 핑크색 물이 흐르는데, 태양이 비추는 곳은 오렌지빛이나 금빛으로 보였습니다. 그 강을 1인용 보트를 타고 흘러가는 이미지. 따뜻하고 강한 에너지를 느꼈고, 나를 더 표현하고 싶은 기분을 높여주는 향이었습니다.

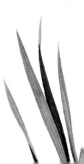

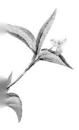

여성성과 남성성을 통합하여 '개성'을 극대화시켜주는

3-B의 향 / 자스민 앱솔루트jasmine absolute

자스민 앱솔루트jasmine absolute는 꽃에서 추출하므로 음陰의 에너지를 가지며 여성성을 높여줍니다. 그런데 '향기의 왕'이라는 별명처럼 남성성을 높여주는 양의 에너지도 함께 갖추고 있습니다. 그래서 한 발 앞으로 나가기 위한 용기나 행동력도 북돋워줍니다. 이런 독특한 성질을 갖고 있는 에센셜오일은 또 없을 것 같습니다. 여성성과 남성성을 모두 높여주는, 다시 말해서 자기 안에 있는 양면성를 통합하여 '나다움'을 극대화시켜주는 향입니다.

최근 몇 년 동안 자스민 향을 좋아하는 여성이 정말 많이 늘어났습니다. 몇 년 전만 해도 장미 향을 좋아하는 여성이 많았는데, 요즘에는 자스민 향의 인기가 높습니다.

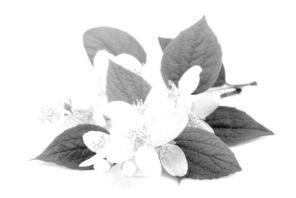

남성의 경우 과거에는 자스민을 좋아하시는 분이 많았지만, 최근에는 장미를 좋아하는 분들이 늘어나고 있습니다. 남성 또는 여성이라는 틀에서 벗어나 두 개의 성을 통합시킨 '개성'의 시대가 도래했음을 실감합니다.

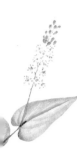

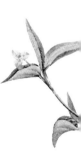

　다른 사람을 돕거나 자신의 에너지를 나눠주고 있는 사람에게 자스민 향은
에너지 회복제입니다.

　저에게 아로마테라피를 가르쳐주신 선생님은 자스민 향을 굉장히 좋아
하셔서 레슨 중에 반드시 한 번은 자스민의 위대함을 말씀하셨습니다.

　당시 선생님은 아로마테라피 강사뿐만 아니라 간호사도 하셨고, 스위
스에 있는 남자친구와 국제 연애 중이었습니다. 아마 상상하기 힘들 만큼
눈코 뜰새없이 바쁜 하루하루였을 것입니다.

　그런데도 어느 것도 손을 떼지 않는 분이셨습니다. 한 번은 철야 근무
로 피곤하셨을 때 저희가 학교에서 다 배우지 못한 트리트먼트 보강 수업
을 선생님 댁에서 해주셨습니다. 현관문을 열고 나온 선생님은 진심으로
환영하며 웃는 얼굴로 맞아주셨습니다. 아로마포트aroma pot ; 가열하여 에센셜
오일의 향을 퍼지게 하는 발향 기구에서는 근사한 향기가 퍼지고 있었으며버가못
과 로즈 우드를 블렌딩한 향이었습니다, 정성껏 가르쳐주셨습니다. 그렇게 진정성
가득한 선생님으로부터 아로마테라피를 배웠던 저는 아로마가 정말 좋아
졌고 '나도 아로마를 가르치는 일을 하고 싶다!'고 생각하게 되었습니다.

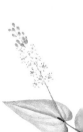

　언젠가 강의시간이 너무 많아서 몸과 마음이 다 지쳐버렸던 시기가 있
었습니다. 그때 문득 선생님이 자스민 향을 좋아하셨던 기억이 떠올라 지
푸라기라도 잡는 심정으로 목욕물에 자스민 앱솔루트를 띄우고 몸을 담궜
습니다.

　이때 처음으로 선생님이 자스민을 극찬하셨던 이유를 알았습니다. 발
→배→허리→가슴이 욕조에 잠길수록 조금씩 내 안에서 에너지가 차 올랐습
니다. 에너지 회복제를 생생히 느낄 수 있었던 경험이었습니다.

　당시에 에너지 넘치게 보였던 선생님도 사실은 많이 힘들었는데,

　자스민의 힘을 빌려가면서 아로마테라피를 가르쳐주셨다는 사실도 깨달

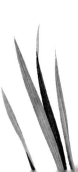

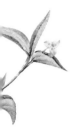

았습니다. 저는 그때부터 다시 새로운 기분으로 강사 일을 하고 있습니다.

자스민 꽃은 굉장히 섬세하여 수증기 열을 견디지 못하기 때문에 수증기 증류법으로 에센셜오일을 추출할 수 없습니다. 예전에 베란다에서 자스민을 재배할 때 그 사실을 확인할 수 있었습니다.

자스민의 작고 하얀 꽃은 짙은 향을 뿜어내지만, 너무나 섬세해서 바람이 불거나 살짝 만지기만 해도 꽃잎이 흩어지면서 떨어집니다.

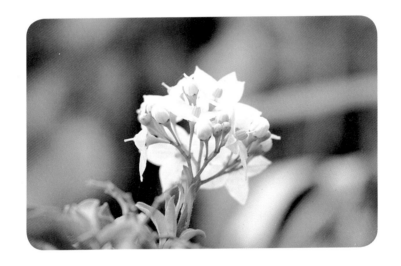

이렇게 섬세한 꽃의 향이 남성성을 높여준다고 하면 '남성성은 힘이 세다는 뜻이 아닌가?'하고 이상한 느낌이 들지만, 새로운 생명을 태어나게 하는 신체를 가진 여성이 사실 강하고 늠름하다고 할 수 있지요. 한편 남성은 아주 섬세한 부분을 내면에 숨기고 있고요. 그렇기 때문에 남녀는 서로에게 끌리나 봅니다.

이밖에 자스민은 용기·행동력과 같은 열정을 가지고 있어서 오행五行에서 보면 '불火'의 에너지가 있는 향입니다.

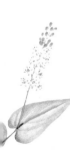

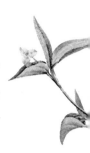

❀ 개 요

앱솔루트absolute ; 솔벤트라는 알코올 성분을 이용하여 장미나 자스민에서 추출한 아로마 향이므로 반드시 희석해서 사용해야 합니다. 신경이 쓰이시는 분은 스킨 테스트skin test를 해보고 나서 사용하세요. 고농도의 자스민 향을 사용하면 집중력이 저하되거나 졸릴 수도 있습니다.

❀ 신체작용

꽃의 에센셜오일은 일반적으로는 음의 에너지로 인해 차갑게 하는 성질이 있으나, 자스민 앱솔루트에 한해서는 양의 에너지가 강하므로 몸을 따뜻하게 해주는 기능이 특징입니다. 신체는 따뜻해지면 느슨해집니다. 그래서 긴장 때문에 몸이 차갑고 뻐근하거나 호흡이 얕아졌을 때 트리트먼트로 사용하면 효과적입니다.

❀ 피부작용

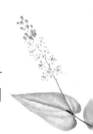

자스민은 피부를 부드럽고 촉촉하게 해주는 기능이 있습니다. 건성 또는 민감성 피부에 좋습니다. 또 스트레스 때문에 피부가 거칠어졌을 때에도 추천합니다.

❀ 심리작용

자스민은 제2차크라p.201 참조와 연결되는 향으로 '살아가는 것은 기쁨이다'라는 사실을 깨닫게 해줍니다. '두근거리는 일에 이유는 필요 없다. 눈

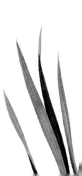

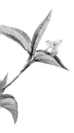

앞의 기쁨을 충분히 맛보고 즐기자!'하고 인생을 즐길 수 있는 에너지를 주는 매우 강력한 향입니다.

심하게 상처를 받은 경험 때문에 긍정적인 삶을 영위하기 어려운 분도 자스민을 통해 에너지를 얻을 수 있습니다. 남녀 관계에서 상처 받으면 그 마음의 상처가 생식기의 트러블로 나타날 수도 있습니다. 고통스러운 연애 때문에 자신감을 잃어버렸거나, 좋아하는 사람이 생겼지만 과거의 연애가 트라우마trauma ; 정신적 외상가 되어 좀처럼 앞으로 나아가지 못하는 분에게 자스민 향은 도움을 줍니다.

또한 '나다움'의 소중함을 깨닫게 하고 자기 표현을 할 수 있도록 뒤에서 밀어주는 향이기도 하므로 아티스트artist, 크리에이터creator 분들은 특히 자스민을 좋아하십니다. 자스민은 영감inspiration과 창조력creativity 그리고 자기를 표현하는 힘을 키워줍니다. 간호사나 테라피스트처럼 사람을 도와주는 분들을 위한 에너지 회복제도 됩니다.

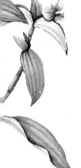

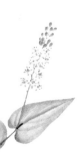

- ⑴〉 자스민 앱솔루트는 '향기의 왕'. 꽃의 에센셜오일로서는 드물게 양의 에너지를 가지고 있습니다.
- ⑴〉 남성성과 여성성의 통합을 촉진시키는 향. 성을 뛰어넘어 자기만의 개성을 높여줍니다.
- ⑴〉 몸과 마음을 따뜻하게 하고 싶거나 에너지를 회복시키고 싶을 때 사용하면 좋습니다.

3-C향의 Image Share

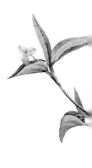

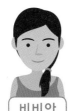
요정이 나타나서 숲 속으로 데려가는 이미지. 목이 따뜻해졌고, 오래 된 기억을 떠올려주는 듯한 향. '사랑과 부드러움과 용기를 가져요'라는 메시지를 받았습니다.

비비안

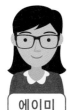
조금 섬세한 부분을 가지고 있으며, 나 자신을 부드러운 여성으로 만들어줄 것 같은 향. 계속 맡고 있었더니 심장이 따뜻해졌습니다. 햇살이 비치는 창가에 하얀 레이스 커텐이 바람에 흔들리고 있는 듯한 경쾌한 이미지입니다.

에이미

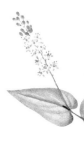

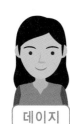
핑크빛의 커다란 공간으로 밀려가는 듯한 느낌. 하지만 그곳은 학교의 교실로, 나는 바지 스타일의 녹색 교복을 입고 있고, 키가 큰 남자 선생님도 있지만, 긴장감은 없고, 부드러우며 릴랙스하고 있는 이미지가 떠올랐습니다.

데이지

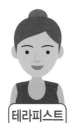
아로마 인생에서 처음이라고 말해도 될 만큼 매우 부드러움을 느꼈습니다. 각자 눈 앞에 펼쳐진 세계를 행복하게 해주는 향. '지구에 사는 한 사람 한 사람이 자신을 행복하게 만들면 지구 전체가 행복해진다'는 사실을 모두에게 알려주는 듯했습니다.

테라피스트

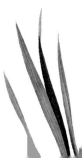

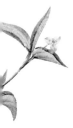

나를 있는 그대로 받아들이고 사랑하게 하는 향기의 여왕

3-C의 향 / 로즈 오토rose otto

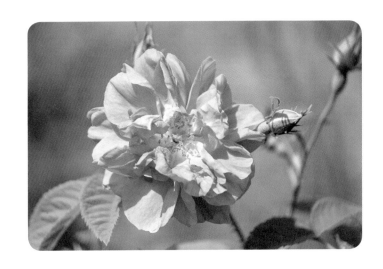

로즈rose, 장미는 '향기의 여왕'이라고 불릴 만큼 여성성을 높여주는 향입니다. 핵심 메시지는 '음陰의 에너지를 높인다'입니다.

꽃을 보면 꽃잎 하나하나가 폭신폭신 두께감이 있고, 몇 겹씩 겹쳐 있어서 감싸안는 듯한 형상을 하고 있습니다. 그래서 '포옹'의 에너지로 가득 차 있는 느낌이 듭니다. 어떤 것도 거절하거나 판단하지 않고 감싸안고 받아들이는 웅장한 스케일을 느낄 수 있습니다.

로즈 에센셜오일은 담홍색 장미damask rose 품종의 핑크 꽃잎에서 추출됩니다. 핑크는 제4차크라p. 203 참조의 색으로, 녹색 뒤에 '숨겨진 핑크hidden pink'라고도 합니다.

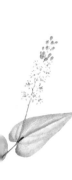

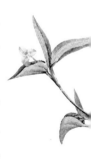

제4차크라는 '사랑과 용서'를 상징하며 로즈도 이와 같습니다. 사랑이란 우선 자기 자신을 있는 그대로 받아들이는 것인데, 그것이 가능해야 비로소 다른 누군가를 사랑할 수 있게 됩니다. 살다보면 아무리 애를 써도 좋아지지 않는 사람이 있습니다. 이때 '그런 식으로 생각하면 안 돼!'하면서 나를 꾸짖는 마음이 생깁니다. 이렇게 내 마음이 콘트롤되지 않는다면 '아무리 노력해도 저 사람이 좋아지지 않는 자신'을 용서하기 바랍니다. 용서란 있는 그대로의 감정에 대해 어떠한 판단도 하지 않고 받아들이는 것입니다.

받아들이기 힘든 일이 생겼을 때 로즈 향을 사용하면 용서의 본질을 깨닫게 될 것입니다. 로즈 향과 평생 함께하면 살아간다는 의미를 깊이 이해할 수 있을 것입니다.

로즈의 메시지는 완전성integrity입니다. 가스크로마토그래피gas chromatography ; 기기를 이용하여 기화하기 쉬운 화합물을 분석하는 방법로 분석한 로즈의 방향 성분은 1,000 종류 이상이라고 합니다. 그럼에도 불구하고 향은 놀라울 정도로 정돈되어 있습니다. 조화가 잘된 에너지가 느껴집니다.

완전한 상태란 '지금 이 순간 더 바랄 게 없다'는 사실을 받아들이는 것입니다. 스스로 부족함을 느끼거나 일이 잘 진행되지 않을까봐 안절부절 못하는 사람에게 로즈는 '지금 이대로가 가장 완전한 상태'임을 알려줍니다. 이 세상 모든 것은 완전한 조화를 바탕으로 발현되기 때문에 어느 것 하나 모자람이 없다는 사실을 받아들일 수 있게 도와줍니다.

오행五行에서 보면 '불火'의 에너지와 풍부함을 상징하는 '흙土'의 에너지가 있습니다.

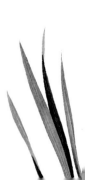

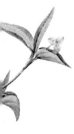

❀ 개 요

오토otto란 터키 말로 '물'을 의미하며, 담홍색 장미를 수증기로 증류한 에센셜오일을 말합니다. 로즈 앱솔루트에 비해 향이 섬세합니다.

꽃잎 1톤으로부터 겨우 1킬로그램밖에 오일이 추출되지 않기 때문에 굉장히 고가입니다. 한 방울이 장미꽃 100 송이 분량이라 합니다. 금이나 플래티늄보다 고가이므로 소중하게 사용해야 할 향입니다.

❀ 신체작용

신체에 음陰의 에너지를 보충시키는 '보음補陰'의 에센셜오일입니다. 남성과 경쟁하며 열심히 일하는 여성분 중 과도한 긴장이나 에너지 소모로 인한 생리 불순 및 신경 마비로 고민하거나 모든 걸 다 잊고 느긋하게 쉬고 싶은 분은 꼭 로즈 오토로 트리트먼트 받아보시기 바랍니다. 이 향이 주는 독특하고도 깊은 평온함은 어수선한 흐름에 휘말려 있는 심신을 조화로운 상태로 자리잡게 해줍니다.

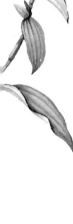

❀ 피부작용

로즈 오토는 모두 알고 있듯이 미용 효과가 높은 에센셜오일입니다. 어떤 피부라도 아름답게 가꿔드립니다. 다만 굉장히 고가이므로 사용이 망설여진다면 에센셜오일을 증류할 때 나오는 하이드로졸hydrosol, floral water을 권해드리고 싶습니다.

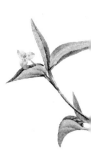

✿ 심리작용

통증은 '육체의 통증', '사회적 통증', '정신적 통증', '영혼의 통증'의 4가지 통증이 통합되어 나타난다고 합니다.

클라이언트로부터 어떤 통증에 대해 들으면 테라피스트는 통증의 원인을 살펴볼 필요가 있습니다. 사별의 충격이나 삶의 목적을 잃어버리는 등의 정신적인 통증은 로즈의 포옹 에너지가 크게 감싸안아줍니다.

'정말 안 되겠다'라고 생각하는 계기가 있더라도 '이럴 때도 있는 법이지'하고 자기 자신을 받아들일 수 있게 해줍니다. 로즈의 핵심 메시지인 '사랑과 용서'는 자신을 깊이 사랑하고 있는 그대로 받아들이는 것으로 연결됩니다. 지금의 나를 무조건적으로 받아들이고 사랑할 수 있다면 '과거의 아픈 기억도 지금의 행복을 깨닫기 위한 것'이었다고 받아들일 수 있습니다. 그리고 아직 오지 않은 미래를 미리 걱정할 필요가 없다는 사실도 깨닫게 됩니다.

Point

-))) 로즈 오토는 '향기의 여왕'. 여성성을 높여주는음의 에너지를 높여주는 향.
-))) 꽃 모양으로도 알 수 있듯이 모든 것을 감싸안는 에너지로 가득 차 있습니다.
-))) 나를 있는 그대로 받아들이는 '사랑과 용서'의 힘을 주는 향.
-))) 피부에는 최고로 좋은 오일. 어떤 피부에도 사용할 수 있는 수퍼 에센셜오일.

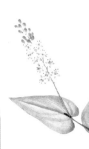

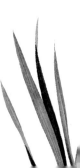

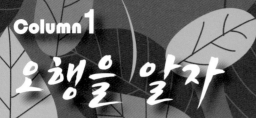

Column 1

오행을 알자

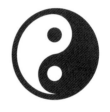

📌 음양오행설陰陽五行說을 알면 향기를 통해
내 몸을 알 수 있다!

한 번쯤 이런 그림을 보신 적이 있지 않으신
가요?

'태극도'로 불리는 이 그림은 음양설을 알기
쉽게 보여줍니다.

음양의 법칙에 따르면 자연계의 모든 것들달과 태양, 여자와 남자 등은 양과
음의 대립 관계 속에서 존재합니다.

음양은 대립하고 있지만 서로 없어서는 안 되는 존재입니다. 양 속에
음이 있고, 음 속에 양이 있습니다.

또한 음이 감소하면 양이 증가하고, 양이 감소하면 음이 증가하면서 음
양의 밸런스가 끊임없이 변동합니다陰陽消長. 음양의 소장消長 ; 사라짐과 자라
남. 쇠해짐과 성해짐이 극에 달하면 상대 쪽으로 전화轉化 ; 질적으로 바뀌어 달리
됨합니다. 음극이 거의 없으면 양으로 변하고, 양극이 거의 없으면 음으로
바뀝니다陰陽轉化.

음양을 파악할 때 '양인지 음인지?'로 분류하는 데에만 초점을 맞추면
안 됩니다. 자연계의 모든 존재는 반대의 성질이 대립하는 것이 아니라,

서로를 필요로 하고 있어서 균형을 잡아가는 방향으로 전화, 유동流動; 흘러 움직임하기 때문입니다. 에센셜오일도 자연의 산물이므로 음과 양의 성질이 있습니다.

에센셜오일의 음양은 다음과 같습니다.

양의 성질……따뜻함, 활성, 활동적, 원기

　예 : 오렌지 스위트, 자스민 앱솔루트, 주니퍼, 블랙페퍼

음의 성질……차가움, 진정, 릴랙스, 차분해지다

　예 : 일랑일랑, 샌달우드, 로즈 오토, 베티버, 로만 카모마일

'좋다!'고 느껴지는 향에서 내가 원하는 것을 알 수 있습니다. '한 걸음 앞으로 나가는 행동력이 필요해', '활동적인 사람이 되고 싶어', '건강해지고 싶어'라고 말하는 분은 양陽의 에너지가 높은 향을 선호하고, '쉬고 싶어', '나를 돌아보고 싶어', '받아들이는 마음을 갖고 싶어'라고 말하는 분들은 음陰의 에너지가 높은 향을 선호하는 경향이 있습니다.

음양의 원리를 아로마테라피에 적용할 때 주의해야 할 점이 있습니다. 예를 들어 과로로 지친 분이 "릴랙스하고 싶습니다"라고 말했다고 해서 무조건 양陽의 에너지가 강한 에센셜오일을 추천하면 안 됩니다. 음陰의 에너지를 보충해주는 향을 맡아야 기분이 좋다고 하는 분도 있기 때문입니다.

이 경우는 릴랙스를 원하지만, 집에 가면 가사나 육아로 느긋하게 쉴 수 없는 상황일 수도 있습니다. 이럴 때에는 솔직하게 그분이 마음에 들어 하는 향을 고르도록 하는 편이 좋습니다.

이 외에 음양 어느 한 쪽 성질이 강한 향이 아니라 라벤더나 파촐리처럼 음양의 균형을 맞춰주는 향이 필요할 때도 있습니다.

"Awakening Aromatherapy"는 고대 중국의 자연철학인 '오행설五行說'과 통합니다. 오행이란 '자연의 모든 존재는 '목木, 화火, 토土, 금金, 수水'의 다섯 가지 성질로 움직이거나 작용한다'는 의미行입니다. 하루나 사계절의 변화, 식물의 생명 활동처럼 일정한 순환은 오행의 에너지가 서로 영향을 주고받음으로써 생깁니다.

식물은 자연의 흐름에 저항하지 않습니다. 항상 자연의 흐름에 완전히 몸을 맡긴 채 살아갑니다. 하지만 인간은 생각하는 대로 일이 진행되지 않는다며 초조해하거나 상황에 따라 빨리 움직여야 한다는 사실을 머리로는 알지만, 불안해서 멈춰버리기도 합니다.

이때 '좋다!'고 느껴지는 향이 어떤 행行의 성질인지 알면, 지금의 자신이 어떤 상태에 있고 무엇을 필요로 하는지 알 수 있습니다.

'좋다!'고 느껴지는 향을 적극 사용하면 관련된 행行의 에너지가 자신을 채워줍니다. 그래서 눈 앞에 놓인 상황을 있는 그대로 보고 앞으로 나아갈 힘을 얻습니다. 행行의 에너지가 채워지면 자연스럽게 사고思考의 흐름이 원활해지게 되고, 다음 단계로 넘어갈 수 있습니다.

오행 에너지의 해설

❀ 水물 주니퍼juniper, 제라늄geranium

식물

'씨앗'의 상태. 생명 에너지를 품고 있는 모습을 나타냅니다. 씨앗 안에는 아무것도 들어 있지 않은 것처럼 보이지만 앞으로 성장해나갈 힘과 잎이나 꽃을 형성하는 정보가 가득 들어 있습니다.

사람

'무엇을 하고 싶다'는 의지나 동기, 삶의 목적과 관련된 에너지입니다. 하고 싶은 일이 있는데 에너지가 부족하거나 자신이 없어서 결심이 잘 서지 않을 때, 그리고 자기 안의 재능이나 가능성에 힘을 실어주고 싶을 때에는 물水의 에너지를 가진 향이 도움이 됩니다.

❀ 木나무 오렌지 스위트orange sweet, 버가못bergamot

식물

'성장'의 상태. 싹이 나와 쑥쑥 자라는 모습을 나타냅니다. 장애물이 있더라도 돌아가거나 피해가면서 전진하는 생명력 넘치는 에너지입니다.

사람

배움이나 체험을 통해 변화하고 성장하면서 자기 정체성을 확립할 수 있도록 돕는 에너지입니다. 꿈이나 목표를 실현시키기 위한 행동력도 높여줍니다. 움직임이나 성장이 방해받아서 불안과 초조, 좌절감으로 힘들 때 나무木의 에너지를 가진 향이 감정의 균형을 맞춰줍니다.

❀ **火**불 일랑일랑ylang-ylang, 자스민 앱솔루트jasmine absolute, 네롤리neroli, 로즈 오토rose otto

식물

'개화開花'된 상태. 꽃이 피어 자연계에 기쁨이 넘치는 에너지가 집중된 시기. 사람들은 식물의 개성이 가장 잘 표현된 꽃의 아름다움에 매료되며, 꽃의 선명한 색이나 향에 이끌려 새와 벌레가 찾아옵니다.

사람

자기 표현의 기쁨과 관련됩니다. 배움이나 체험을 통해 성장한 자신을 표현하는 에너지입니다. 개성 표현과 관련되어 있어서 자신의 개성을 받아들이는 데에도 도움을 줍니다. 그 사람만의 매력을 빛나게 하는 불의 에너지를 가지고 있습니다.

❀ **土**흙 그레이프프루트grapefruit, 진저ginger, 파촐리patchouli

식물

'열매'의 상태. 꽃이 핀 후 영양을 흡수하여 생기는 열매처럼 생명력의 숙성을 나타냅니다. 영양이 가득한 열매는 풍성함 그 자체입니다. 동물에게 영양을 주고 안에 있는 씨앗을 보호하고, 다음 발아를 준비하는 역할도 합니다.

사람

목표를 달성한 후의 만족감이나 편안함의 에너지. 대가나 선물 등 현실적 가치와도 연관됩니다. 그라운딩을 촉진하므로 생각이 머리에서 떠나지 않아서 머리에 에너지가 과하게 몰릴 때에는 흙土의 에너지를 가진 향이 안정을 줍니다.

✿ 숲쇠 **티트리**tea tree, **페티그레인**petitgrain,
프랑킨센스frankincense, **유칼립투스**eucalyptus

식물

'변화'의 상태. 한 사이클이 끝나서 낙엽이 지거나 성숙한 열매가 나무에서 떨어지는 모습을 나타냅니다. 자기 역할을 다 끝낸 잎은 땅에 떨어져서 흙에 영양분을 줍니다. 열매가 떨어지면 열매 안에 있는 씨앗이 새로운 생명 사이클로 들어갑니다.

사람

하나의 체험을 통해 얻은 것을 바탕으로 의식을 다음 단계로 옮기는 전환기와 관련된 에너지입니다. 낡은 가치관이나 관념을 내려놓고, 새롭게 생각할 수 있도록 도와줍니다. 과거에서 좀처럼 벗어나기 힘들 때에는 쇠金의 에너지를 가진 향이 마음의 변화를 촉진시킵니다.

※ 오행에서 서로 도우며 순환이 진행되는 상태를 '상생相生', 서로 대립하여 힘이 약해진 상태를 '상극相克'이라고 하며, 이러한 상호 관계로부터 오행설이 성립됩니다. "Awakening Aromatherapy"는 의식이나 행동의 원활한 순환을 돕기 위해 향을 사용하므로 '상생'을 중시합니다.

오행의 순환

식물계(예)

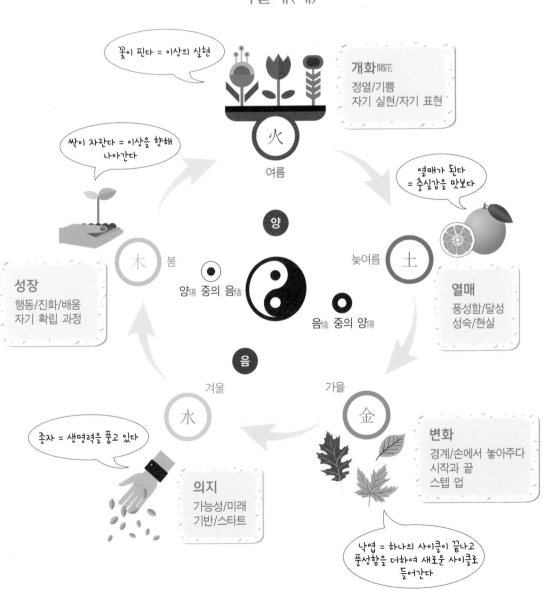

꽃이 핀다 = 이상의 실현

개화開花
정열/기쁨
자기 실현/자기 표현

싹이 자란다 = 이상을 향해 나아간다

열매가 된다 = 충실감을 맛보다

火
여름

양

木 봄

양陽 중의 음陰

음陰 중의 양陽

늦여름 土

성장
행동/진화/배움
자기 확립 과정

열매
풍성함/달성
성숙/현실

음

水 겨울

가을 金

종자 = 생명력을 품고 있다

변화
경계/손에서 놓아주다
시작과 끝
스텝 업

의지
가능성/미래
기반/스타트

낙엽 = 하나의 사이클이 끝나고 풍성함을 더하여 새로운 사이클로 들어간다

인간계(예)

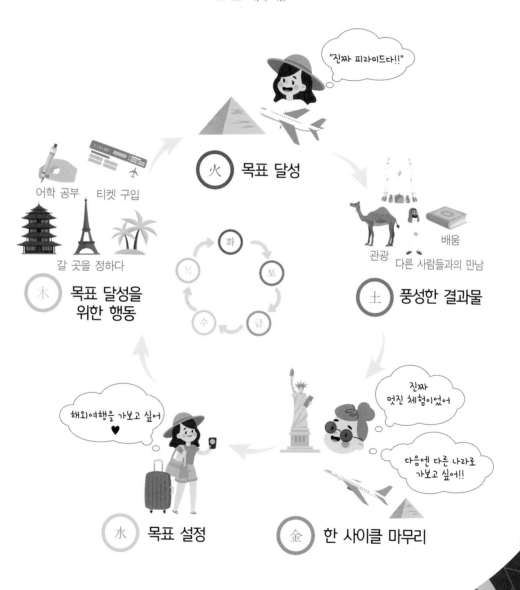

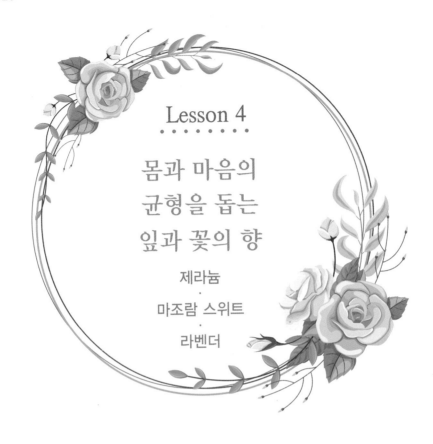

Lesson 4

몸과 마음의
균형을 돕는
잎과 꽃의 향

제라늄

·

마조람 스위트

·

라벤더

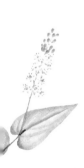

    네 번째 레슨에서는 잎과 꽃에서 추출한 에센셜오일인 제라늄geranium, 마조람 스위트marjoram sweet, 라벤더lavender의 3가지를 알아보겠습니다. 이 에센셜오일은 허브herb계로 불리며, 추출 부위가 잎·꽃·줄기 등인 만큼 많은 특징이 있습니다.

    잎과 꽃 각각의 에센셜오일의 특징은 앞에서 해설하였으므로 여기에서는 간단히 정리하고 넘어가겠습니다.

📌 '잎과 꽃'의 에센셜오일

잎에서 추출한 에센셜오일은 호흡기와 순환
기에 작용하고 마음을 열어줍니다. 또한 외적균
이나 바이러스과 싸울 힘인 면역력을 높여줍니다.
오행五行으로 보면 가능성의 싹을 점점 키워
주는 성장과 관련된 '나무木'의 에너지입니
다. 나만의 개성을 향한 배움이나 변화를 즐
길 수 있습니다.

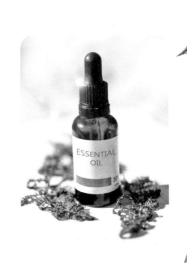

꽃에서 추출한 에센셜오일은 오행五行에서 자기 확립과 개성 표현과 관련된
'불火'의 에너지입니다. 나만의 개성을 표현하는 기쁨의 에너지이고, 생식기에
작용하여 릴랙스 효과 및 여성성을 높여주는 특징이 있습니다.

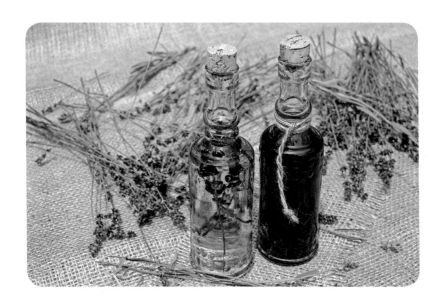

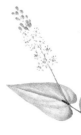

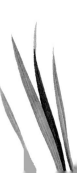

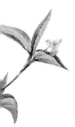

두 가지 성질을 갖는 잎과 꽃의 에센셜오일은 '나다움'을 확립하기 위해 쭉쭉 성장하는 움직임과 '나다움'을 표현하는 기쁨의 에너지가 강하므로 건강해지는 느낌 또는 두근거리게 하는 향이 많습니다.

라벤더lavender나 로즈마리rosemary나 멜리사melisse의 학술명은 officinalis로 '약용의'라는 의미가 있습니다. 고대부터 약효가 높은 허브로 인정받아 신성시되었습니다. 이 향은 몸과 마음의 균형을 잡고 본래의 건강한 모습을 이끌어내어 그 사람 자체를 빛나게 해줍니다.

이렇게 친근한 허브가 우리의 몸과 마음, 그리고 영혼까지 건강하게 해주는 굉장한 에너지를 갖고 있다니 놀랍지 않나요?

그러므로 각 에센셜오일의 특성을 제대로 이해한 다음에 사용하도록 합시다.

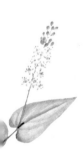

4-A향의 Image Share

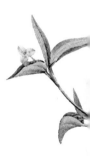

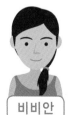

비비안

처음에 핑크색, 노란색, 오렌지색이 떠올랐고, 영원히 퍼져나가는 느낌. 견갑골 왼쪽이 가벼워지면서 빛의 베일veil이 내려오는 이미지였습니다.

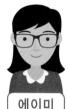

에이미

녹색과 핑크색이 코로 들어와서 가슴 쪽까지 빙빙 도는 듯한 부드럽고 온화한 느낌. 의식을 내 안으로 향하게 해주는 듯한 향으로, 굉장히 마음에 들었습니다.

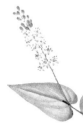

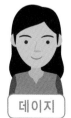

데이지

초록색 점액이 흐르고 주변에 핑크색의 작고 폭신폭신한 것이 떠 있는 듯한 이미지. '나답게 자연스럽게 있어도 괜찮아'라는 메시지가 내려왔습니다.

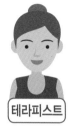

테라피스트

깊숙한 곳에 중요한 메시지가 있지만, 지금의 나에게는 너무 멀어서 와닿지 않는, 얇은 유리막 같은 하나의 선이 나타나서 무언가를 차단하고 있는 듯한 이상한 이미지였습니다.

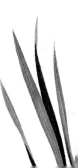

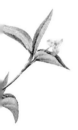

여성의 고민을 해결해주는 '비너스 오일Venus oil'

4-A의 향 / 제라늄geranium

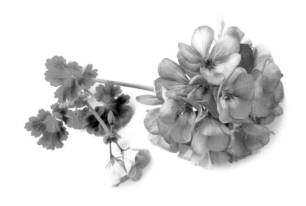

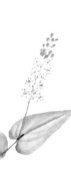

제라늄geranium은 로즈와 공통된 성분인 제라니올geraniol 등이 포함되어 있어서 '로즈 제라늄rose geranium'이라고 불릴 만큼 로즈와 향이 비슷합니다. 하지만 이 향은 꽃이 아닌 파릇파릇한 잎의 향입니다.

제라늄은 호르몬 분비를 활성화시켜주는 특징이 있어서 향을 맡으면 건강해지는 느낌이 듭니다. 여성 호르몬은 물론, 남성 호르몬도 활성화시켜주므로 중년기 이후 남성에게도 인기 있는 향입니다.

나이를 먹어감에 따라 남성도 남성 호르몬 분비가 감소하기 때문에 기분이 울적해지는 느낌을 받을 수 있습니다. 그럴 때 제라늄이 효과적입니다. 남녀를 불문하고 호르몬 밸런스에 신경이 쓰이는 나이라면 적극 사용하시길 추천합니다.

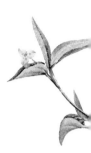

제라늄은 호르몬에 영향을 미치기 때문에 평상시 제라늄 향을 좋아하지 않더라도 월경 시작 1주 전이 되면 이 향이 편안하고 기분좋게 느껴지기도 합니다. 월경전증후군PMS : premenstrual syndrome으로 고민하는 분께 도움이 됩니다. 월경 전에 갑자기 초조해지거나 슬퍼지는 등 정서가 불안해져서 힘드신 분은 꼭 제라늄을 사용해보시기 바랍니다.

한편 의욕은 넘치지만 허약체질인 분에게 제라늄은 '지금의 내 상태로 즐길 수 있는 삶의 방식'을 가르쳐줍니다.

제라늄의 향은 로즈와 비슷하여 매우 여성적입니다. 부종, 생리불순, 피부 트러블 등 여성 질환에 좋고, 아름다움을 극대화시키는 특징이 있어서 비너스오일Venus oil이라고 불립니다.

❀ 개 요

제라늄 원액은 멍 든 부위를 빠르게 치료하고 싶을 때 효과적이며, 피부에 부드럽게 스며드는 에센셜오일입니다. 다만 호르몬 분비를 활성화시켜주므로 임신 중 다량 사용은 피해야 합니다.

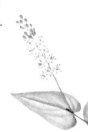

❀ 신체작용

제라늄은 호르몬 분비를 활성화시켜주므로 젊어진 느낌과 여성적인 기분을 느끼게 합니다. 체액의 흐름을 촉진시키는 작용이 뛰어나서 트리트먼트로 사용하면 부종이나 순환 불량으로 망가진 몸매body line를 가꿔줍니다. PMS월경전증후군나 갱년기 정서불안에도 도움이 됩니다.

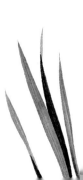

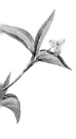

❀ 피부작용

제라늄은 여성의 피부를 아름답게 가꿔줍니다. 얼굴 마사지facial massage를 할 때 사용하면 피부에 윤기를 주고, 대사를 촉진시켜 생기 있고 건강한 피부로 만들어줍니다. 혈행을 촉진시키므로 칙칙함이나 다크서클 완화에도 효과적입니다.

❀ 심리작용

마음이 상처 받았을 때 추천합니다. 제라늄의 잎은 토막 나 있는 생김새가 특징입니다. 잎의 모양처럼 고통이나 외로움으로 힘든 마음에 위안을 주는 향입니다. 그런 분들은 '항상 누군가에게 위로받고 싶다'는 생각을 합니다. 클라이언트가 "무엇보다도 제라늄 향이 좋아!"라고 말씀하신다면, 테라피스트로서 다른 사람보다 두 배 더 신경써서 서비스해드리도록 합시다.

사랑을 갈구하는 분은 대부분 채워지지 않는 마음을 다른 사람의 마음으로 메우려는 생각이 강합니다. 그래서 '이 사람은 나한테 참 잘해주네', '이 사람은 잘 못 해주네'와 같은 기준으로 사람을 판단합니다. 오직 자신에게 잘해주는 사람들과만 우호적으로 교제하고, 그렇지 않은 사람들에게는 관심을 주지 않습니다. 사랑을 받으려고만 하는 사람은 배신 당하거나 상처 받을까봐 자신이 다른 사람에게 무언가를 주는 것이 불가능할 수 있습니다. 이럴 때 제라늄은 '사랑을 받기 전에, 나부터 주는 것도 중요해'라고 가르쳐줍니다.

한 번 마음에 깊은 상처를 입은 사람은 좀처럼 그 상처를 잊지 못합니

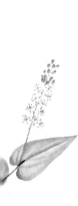

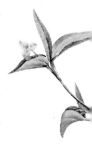

다. 마음을 열고 상대를 신뢰하고 싶어도 '이 사람은 믿어도 될까?', '또 상처 받는 건 아닐까?'하는 두려움 때문에 마음을 열기 어렵습니다.

제라늄은 상처 받은 마음에 상냥하게 다가갑니다. 따뜻함과 배려 넘치는 에너지로 상처 받고 싶지 않은 두려움의 에너지를 스르르 녹여 줍니다. 마음을 열고 사람들과 관계 맺기가 두렵더라도 '사람에 대한 신뢰와 진짜 사랑을 맛보고 싶다'고 생각한다면 꼭 제라늄의 도움을 받아보시기 바랍니다.

여기에서 소개해드리지 못했지만 사랑을 주는 데에는 익숙하지만, 받는 데에는 서툰 분에게 필요한 향은 클라리세이지clary sage입니다.

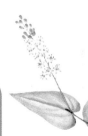

Point

- 제라늄은 여성의 아름다움을 높여주는 비너스 오일Venus oil. 감성을 풍부하게 해줍니다.
- 호르몬 분비를 활성시키므로 '몸이 안 받쳐준다'는 생각이 들기 시작하는 연령대에게 딱입니다!
- 몸과 마음의 균형을 잘 잡아주고, '지금'을 즐길 수 있는 에너지를 줍니다.
- 마음에 상처 받는 것이 두려워서 사랑을 받으려고만 하는 분에게 권합니다.

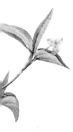

4-B향의 Image Share

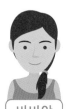

나무밑에서 초록색 잎을 올려다보면서 자연의 위대함을 느꼈습니다. 등이 시원해지면서 파란 이미지와 '자연을 사랑하면서 함께 살아가자'는 메시지를 받았습니다.

비비안

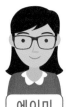

상쾌하고 개운하게 해주는 향. 계속 맡고 있었더니 폐가 천천히 부풀어오르면서 호흡이 편안해졌습니다. 향은 손가락끝부터 빠져나갔습니다.

에이미

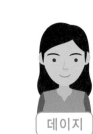

썰렁하고 차가운 흙 위에 배를 깔고 누워 있는 느낌이 들었습니다. 어떤 부분은 돌인지 까만 부분도 있고, 찬 기운을 느끼며 그곳에 계속 버티고 있는 이미지였습니다.

데이지

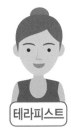

커다란 산기슭에 있는 공터에서 낮잠을 자면서 '자연은 위대하구나. 감사해야지'라고 느끼고 있는 이미지. 자연 속에서 조화를 이루도록 도와주는 향이었습니다.

테라피스트

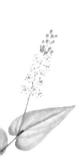

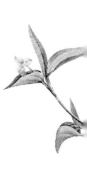

에너지를 충전시켜주는 '휴식의 오일rest oil'

4-B의 향 / 마조람 스위트marjoram sweet

마조람 스위트marjoram sweet. 이하 마조람는 나서서 드러내는 향이 아니어서 그냥 보면 눈에 잘 띄지 않습니다. 하지만 그리스 신화에서 사랑과 미의 여신인 아프로디테비너스가 준 미와 건강의 허브라 하여 고대로부터 사랑 받았습니다.

또한 고대 그리스 시대에는 타계한 사람의 혼을 평화롭게 지켜주는 애도의 표시로 묘지에 반드시 마조람 스위트를 심었습니다. 오늘날에도 고독감이나 슬픔을 덜어주는 향으로 알려져 있습니다.

다만 사람에 따라서는 정신적인 긴장이 완화되는 듯한 독특한 느낌을 좋아하지 않을 수도 있습니다. 활동적인 움직임을 멈추게 하는 향에 위화감을 느끼기도 합니다.

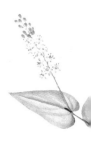

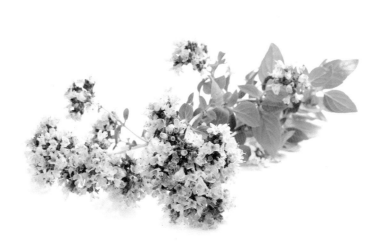

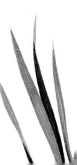

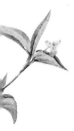

이미징할 때 "아무것도 떠오르지 않아요"라며 곤란해 하는 분도 계시는데, 그게 맞습니다! 왜냐하면 마조람은 상상력을 멈추게 하는 향이기 때문이죠.

심신의 움직임을 멈추게 하는 마조람은 '휴식의 오일rest oil'로 불립니다. 바빠서 수면 시간이 부족한 사람에게 추천합니다. 긴장된 신경과 근육을 풀어주고, 짧게라도 푹 잘 수 있도록 에너지를 충전시켜주는 향입니다.

예전에 『아로마테라피』책을 집필할 때 강사와 테라피스트 일을 동시에 하느라 2주 동안 하루에 3시간밖에 못 잤습니다. 이때만큼 마조람의 힘을 실감했던 적이 없습니다. 매일 밤 마조람 오일을 넣은 욕조에 들어가 몸을 스트레칭하고 나와, 마조람 원액 한 방울을 발등에 떨어뜨린 다음 침대로 들어갔습니다.

그러면 바로 몸이 풀어지면서 숙면할 수 있었고, 알람이 울리기도 전에 눈이 확 떠지기도 했습니다. 그리고 하루 종일 기력과 체력 모두 부족하지 않게 보통과 다름없이 일을 할 수 있었습니다.

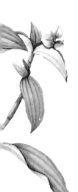

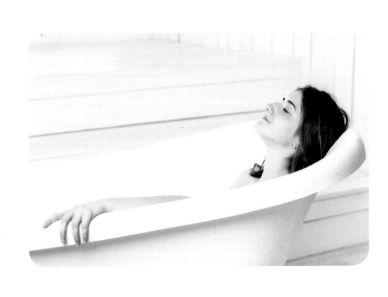

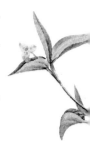

그 체험 이후 저는 정신없이 바쁘거나 잠을 깊게 못 드시는 분에게 마조람을 추천하게 되었습니다. "뭘 해도 피곤하다"고 하시는 분에게도 가장 먼저 마조람을 추천합니다.

오행五行 중 '흙土'의 에너지가 있어서 머리로 올라오는 사고의 에너지를 발끝으로 내리고, 심신을 안정시킵니다.

❀ 개 요

마조람은 갑상선호르몬 분비 부족 또는 과다 증상을 정상으로 되돌리는 기능이 있습니다. 그러나 갑상선기능이 저하되어 있는 분은 마조람 향을 좋아하지 않는 경향이 있으므로 이 향이 기분 좋게 느껴지는지 시향한 후 사용하시기 바랍니다.

❀ 신체작용

마조람의 핵심 메시지는 '릴랙스relax, 이완, 휴식'입니다. 교감신경의 흥분으로 심장박동이 촉진되어 혈압이 높아지는 스트레스성 고혈압에도 추천합니다. 지치고 쇠약해져 에너지가 부족할 때 확실한 휴식을 촉진시켜 에너지를 충전시켜주는 향입니다.

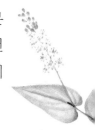

❀ 피부작용

마조람의 향은 혈관을 느슨하게 해서 혈행을 좋게 하므로 얼굴 마사지를 할 때 사용하면 칙칙한 안색과 다크서클 완화에 도움이 됩니다. 또한 내출혈이나 타박상, 상흔의 회복을 돕습니다.

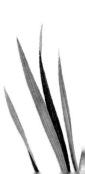

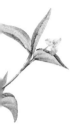

✤ 심리작용

수수하고 청아한 마조람 향은 마음의 긴장을 풀어주어 안심시킵니다. 정화 기능도 뛰어나서 중세 유럽에서는 '악마에게 혼을 판 자는 마조람 향을 견딜 수 없다'고 하여 악귀를 쫓는 부적으로 사용하기도 했습니다. 뜬소문이나 험담을 많이 들어 마음이 질려 있을 때 깨끗한 기운으로 회복시켜주기도 합니다.

또한 마조람은 마음을 강하게 해주는 기능도 있습니다. 배우자와의 사별로 인한 고독감에는 로즈가 도움을 주지만, 거기에 덧붙여 고독에 지지 않는 강한 마음을 갖고 싶을 때 마조람을 사용합니다. 이 방법은 전통적인 레시피 recipe ; 만드는 법, 조합법로, 향의 궁합이 아주 좋습니다.

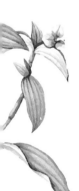

오행五行 중 '흙土'의 에너지가 강해서 에너지를 발끝으로 내립니다. 생각이 너무 많아 에너지가 머리로 과하게 몰렸다면 자기 전에 꼭 사용해보시기 바랍

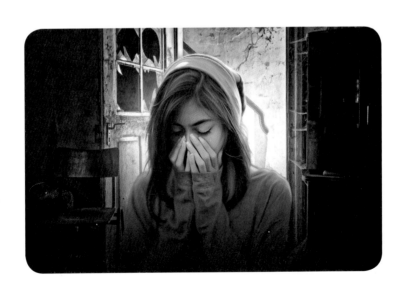

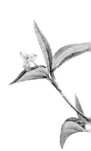

니다. 그라운딩grounding을 촉진시키는 기능이 있으므로 눈 앞의 일을 해결하는 데 급급한 나머지 삶의 본래 방향을 잃어버렸을 때에도 추천합니다. 바쁜 일에 휘둘리지 않고 자기 중심을 지키는 강인함을 줍니다.

Point

- ■》 마조람 스위트는 심신을 확실히 쉬게 해주는 '휴식의 오일rest oil'.
- ■》 바쁜 일에 휘말려 자기 자신을 잃어버릴 것 같을 때 그라운딩 시켜줍니다.
- ■》 혈압이 낮은 사람이나 갑상선기능이 저하되어 있는 사람은 이 향을 좋아하지 않는 경우가 많습니다.
- ■》 수면이 부족하거나 숙면하지 못할 때 자기 전에 마조람을 사용하면 수면의 질이 좋아집니다.

Tip

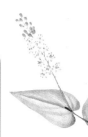

망忙이란

바쁠 '망忙'은 '마음心'을 '없앤다亡'는 뜻입니다. 바쁜 것이 나쁜 것은 아니지만, 너무 바빠서 일을 즐길 수 없게 되거나, 일상에서 누릴 수 있는 행복을 잊어버리면 살아가는 의미가 사라질 수도 있습니다.

생활生活이란

'생활生活'은 '살아가는 것生'을 '살린다活'는 뜻입니다. 일상생활을 즐기는 삶이 바로 인생을 즐기는 지름길입니다. 생활의 즐거움을 잊고 살아가는 사람에게 사랑과 미의 여신인 비너스의 향제라늄은 마음의 풍요로움을 되찾아줍니다.

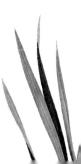

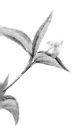

4-C향의 Image Share

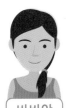

비비안

굉장히 마음에 드는 향이었습니다. 마음이 차분해지면서 가슴으로부터 퍼지는 느낌이 들었고, "안심하고 편하게 있어요"라고 말해주는 듯한 기분이 들었습니다.

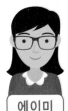

에이미

계속 맡고 있었더니 노란빛이 나를 향해 오는 것처럼 보이기 시작했습니다. 이유는 모르지만 마지막에 '괜찮아'라고 안심하는 마음이 남았습니다.

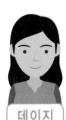

데이지

옅은 핑크빛이 떠올라 여성스러운 향이라고 생각했습니다. 저에게 여성적인 부드러움이 부족하다고 생각하기 때문에 지금의 나에게 필요한 향일지 모릅니다.

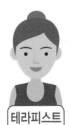

테라피스트

폭신폭신한 기분이었다가 사라지고, 향이 점점 바뀌다가 어느덧 저의 내면을 투영하는 것 같았습니다. 깊은 안도감이 느껴지는 향이었습니다.

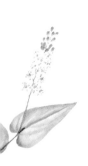

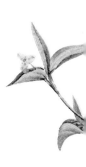

몸과 마음을 정화하여 청정하게 하는

4-C의 향 / 라벤더lavender

라벤더lavender는 많은 품종이 있는데, 잉글리시 라벤더English lavender가 에센셜오일로 가장 인기 있습니다. 라벤더lavender의 어원인 Lavare는 라틴 어로 '씻는다'는 뜻입니다. 실제로 라벤더는 몸과 마음을 모두 정화하여 청정하게 해주는 향입니다.

아로마테라피라고 하면 라벤더라고 할 수 있을 만큼 인기가 많은 향입 니다. 그 이유는 안전성이 높고, 피부점막에 잘 적응하여 원액을 사용할 수 있고, 향을 정리해주는 역할을 하기 때문입니다.

개성이 강한 향끼리 블렌딩할 때 라벤더를 한 방울 더해주면 놀랍게도 향이 정리됩니다. 나아가 다른 에센셜오일의 효능을 좀 더 끌어올려주는 시너지 작용을 해주므로 아로마테라피를 할 때 매우 유용합니다.

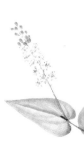

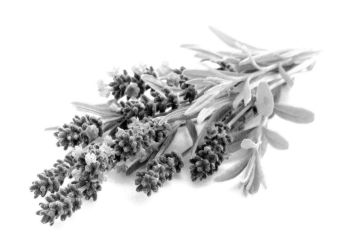

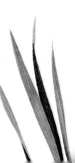

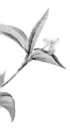

그런데 "사실 라벤더 향이 싫어서……"라고 말씀하시는 분들도 많습니다. 저도 아로마테라피를 배우기 전에는 이 향을 별로 좋아하지 않았습니다. 아로마 스쿨에서 처음 수업을 받을 때 "저는 라벤더 향이 싫습니다"라고 자기 소개를 해버렸을 정도예요. 그때 "그건 테라피스트를 목표로 하는 분으로서는 치명적이네요"라는 선생님 말에 상처받은 저는 "모두 앞에서 그런 말을 하다니 너무하시네요!"라고 화를 냈습니다.

하지만 그 후 냉정하게 돌아보면 선생님은 사실을 전달하셨을 뿐이었습니다. 아로마테라피스트가 라벤더를 사용하지 않는다는 것은 어려운 일이기 때문에 선생님은 솔직하게 "치명적이네요"라고 말씀하신 것이죠.

저는 선생님이 "지금부터 좋아하면 돼요"와 같이 상냥한 답을 해주길 원했는데, 기대에 못 미치자 라벤더에게 제 약점을 내보인 것 같아 분했습니다.

그래도 라벤더는 좋아지지 않았습니다. 하지만 테라피스트로서의 경험을 쌓고 아로마테라피 강사로 독립할 무렵 어느새 제가 라벤더 향을 좋아하고 있더라구요. 그렇게나 싫어했던 향이 좋아지다니…… 스스로 깜짝 놀랐습니다.

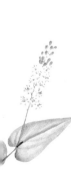

그러다 '라벤더가 대단하다!'고 생각하게 된 계기는 라벤더가 제 자신의 '거울'이 되는 향임을 이해했을 때입니다. 자신을 있는 그대로 좋아하는 사람은 라벤더 향을 좋아합니다. 그런데 보고 싶지 않은 부분을 라벤더가 있는 그대로 비춰줄 때 라벤더 향을 피하고 싶어집니다.

저는 사실 세심한 성격이지만 직장에서는 다른 사람보다 기가 세고 책임감이 강한 척 계속 연기하고 있었습니다. 그렇게 하지 않으면 사회에서 인정받지 못할 거라는 두려움이 있어서 열심히 연기했지요. 지금 생각해 보면 그렇게 무리하고 있는 저 자신을 라벤더 향을 통해 깨닫게 되는 것

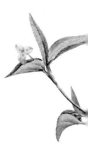

이 두려웠습니다. 그 사실을 깨닫게 되기까지 오랜 시간이 걸렸고, 마침내 있는 그대로의 저를 좋아할 수 있게 되었습니다. 이 모든 것은 아로마테라피의 덕분이라고 생각합니다.

행복하게 살기 위해서는 '자기긍정감'이 가장 중요하다고 합니다. 자기긍정감이란 자신을 있는 그대로 받아들이고 '다 괜찮아'라고 말해주며 사랑한다는 뜻입니다. 저는 라벤더가 자기긍정감을 가르쳐준다고 생각합니다. 그리고 아로마테라피 자체가 자기긍정감을 길러준다고 생각합니다.

모든 클라이언트에게 라벤더를 권할 필요는 없습니다. 이 향을 싫어하는 분도 있으니까요. 그러나 분명 그분도 라벤더를 좋아하게 될 때가 올 거라고 확신합니다.

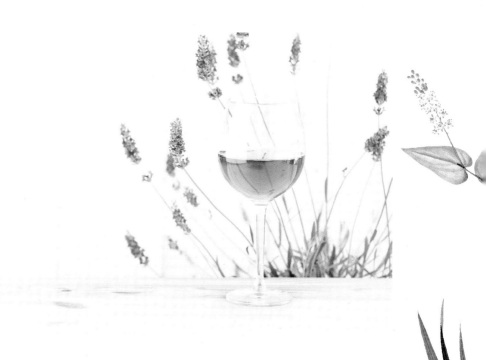

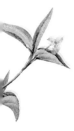

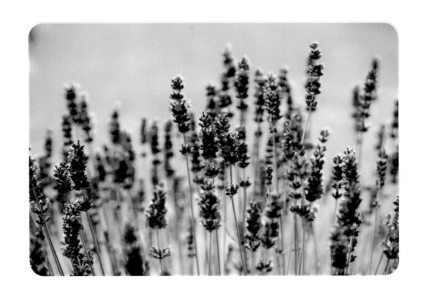

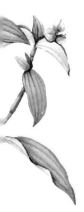

라벤더 꽃의 보라색violet은 크라운 차크라crown chakra라고 불리는 제7차 크라p.206 참조의 색입니다. 컬러테라피에서 보라색은 우주를 상징하는 색으로, 우주와 동조하도록 이끌어줍니다. 라벤더 향 역시 우주와 동조하도록, 즉 있는 그대로의 나로 존재하도록 합니다. 그리고 '자신을 콘트롤하지 않는다'라는 가르침을 줍니다.

'더 열심히 해야 해', '좀 더 ○○하지 않으면 안 돼'라며 자신을 콘트롤하는 분은 라벤더 향을 불쾌하게 느낄지 모릅니다. 그런 생각을 내려놓고 '지금 이대로 나로 괜찮아'라고 마음 먹으면 편안해지는데, 이때 맡는 라벤더 향은 신기하게도 좋게 느껴질 수 있습니다.

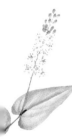

오행五行에서 라벤더 꽃은 있는 그대로의 자신과 마주하고 나를 표현하려는 '불火'의 에너지입니다. 그리고 라벤더 잎은 있는 그대로의 자신을 확립시키기 위한 '나무木'의 에너지입니다.

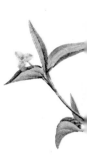

❀ 개 요

라벤더는 일반적으로 릴랙스relax 기능이 유명한데, 여기에는 진정 기능과 비슷한 정도의 조정 기능도 있습니다. 보라색의 라벤더 꽃은 빨간색과 파란색이 섞여 있습니다. 릴랙스를 나타내는 파란색과, 활성을 나타내는 빨간색 양쪽을 모두 가지고 있기 때문에 조정 기능이 있습니다.

라벤더는 소량으로 사용하면 진정 작용, 다량으로 사용하면 활성 작용을 합니다. 밤에 잠이 오지 않을 때 라벤더를 방향제로 사용하면 좋습니다. 다만 많이 사용할수록 진정 작용이 증가할 거라고 생각하여 다량으로 사용하면 신경이 활성화되어 아침까지 잠을 이루지 못합니다.

밤에 침실 베개 밑에 한두 방울 떨어뜨리는 정도면 충분합니다. 향을 제대로 느끼고 싶을 때 원액 한 방울을 손목이나 관자놀이에 뿌리면 쉽게 잠들 수 있습니다.

❀ 신체작용

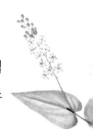

라벤더 꽃의 보라색은 컬러테라피에서 우주의 색입니다. 라벤더는 심장박동이나 호흡, 수면 시 뇌파, 월경 사이클 등 생체리듬을 우주와 동조하여 본래의 건강한 상태로 조정해줍니다.

❀ 피부작용

라벤더 오일은 원액을 발라도 피부점막에 자극이 없는 편이나, 너무 많이 바르면 염증이 생길 수 있으므로 주의해야 합니다.

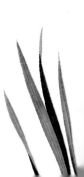

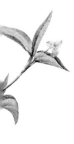

❀ 심리작용

'이렇게 살고 싶다'는 생각이 있지만 눈 앞의 현실 때문에 '이상을 실현 시키는 것은 무리'라며 자신을 억압하고 있다면 라벤더 향을 시험해보시 기 바랍니다. 아주 마음에 들거나 반대로 전혀 마음에 안 들지도 모릅니 다. 마음에 드는 향만 사용하길 권장하나 사실 '별로!'라고 느끼는 향에도 중요 한 메시지가 있습니다. 우선은 향과 마주해보시기 바랍니다.

라벤더 향은 생각이 너무 많거나, 불안·초조로 가득 찬 마음을 깨끗하게 정화시킵니다. 항상 여러 가지를 너무 많이 생각하느라 자기 표현이 어려운 분에게 추천합니다.

머리를 비우고 한 걸음 내딛었을 때 예상과는 다른 현실이 찾아올지도 모릅니다. 그럴 때 우주와 동조하는 라벤더 향이 '현실에서 일어나는 여러 가지 일은 모두 내 성장에 필요한 일'이라고 진정시키며 현실을 즐길 수 있도 록 이끌어줍니다.

본인이 지쳐 있어도 주변의 힘든 사람을 보면 '내가 해줘야겠다'며 도 움을 주고나서 더 피곤해진 분에게도 라벤더가 필요합니다. 이런 분은 타 고난 섬세함과 공감 능력으로 사람과 관계 맺을 때 에너지를 과하게 써서 지치곤 합니다. '섬세, 우아함', '상냥함과 한없는 애정'이라는 꽃말을 갖는 라벤더는 자신의 세심함을 잘 이해하도록 촉진시키는 향입니다.

자신의 천직이나 삶의 목표를 알고 싶어하는 분에게도 라벤더 향을 권 합니다. 천직이나 삶의 목표라고 하면 '엄청난 일을 이뤄야 한다'고 생각 할 수 있습니다. 그것은 다른 사람과 비교하거나 다른 사람보다 뛰어나야

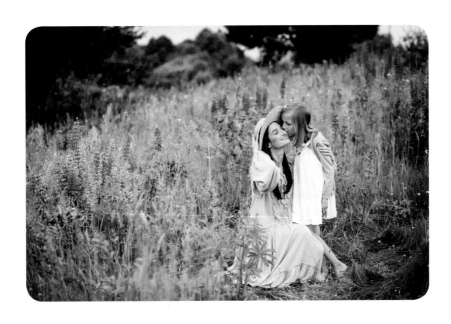

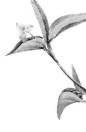

된다는 생각 때문입니다. 그런 생각을 모두 떨쳐내고 라벤더 향과 마주해 보면, 진짜 자신은 무엇을 좋아하는지, 무엇을 할 때 행복을 느끼는지를 조금씩 알 수 있습니다.

천직이나 삶의 목표는 다른 사람을 따라할 수 없고, 직업이나 직급의 문제도 아닙니다. 자신과 제대로 마주하고, 정말 원하는 것을 조금씩 하면서 쌓일 때 비로소 '나답게 살아가는 것'으로 이어지기 때문입니다.

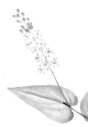

자신의 천직과 삶의 목표를 알고 싶다면 라벤더를 꾸준이 사용해보세요. 어쩌면 5년 후에는 깨닫게 될지 모르니까요. 이렇게 말하면 "뭐? 5년이나?!"라고 말씀하시는 분들이 많은데, 급할수록 돌아가라는 말도 있습니다.

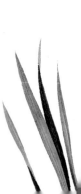

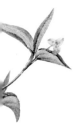

　인생에서 5년은 긴 것이 아닙니다. "살아가는 의미를 알 수 없다"고 한탄하면서 아무것도 깨닫지 못하고 길을 잃은 채 나이만 먹어가는 사람도 많습니다.

　한살 한살 나이를 먹으며 '됐지 뭐'라며 여러 가지를 깊게 생각하지 않을 수 있습니다. 그것은 그것대로 행복할지 모르나 '내 삶은 이것이다!'라고 깨달은 분의 인생은 더 밝은 빛으로 가득 찰 것입니다.

Point

- 라벤더는 '씻는다'라는 의미를 가지며, 정화의 힘이 강한 향.
- 거울처럼 있는 그대로의 자신을 투영시키기 때문에 자기 내면에 인정하고 싶지 않은 부분이 있으면 마음에 들지 않는 것처럼 느껴지는 향.
- 우주와 동조시키는 향. 사회 속에서 진짜 자신의 역할을 깨닫게 해줍니다.
- 천직이나 삶의 목표를 알고 싶은 사람은 라벤더 향과 오래 마주하기 바랍니다.

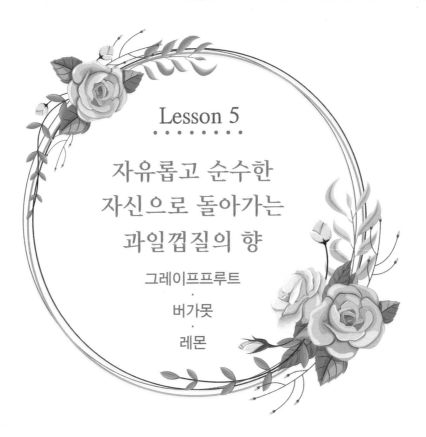

Lesson 5

. . . .

자유롭고 순수한
자신으로 돌아가는
과일껍질의 향

그레이프프루트
·
버가못
·
레몬

다섯 번째 레슨에서는 과일껍질에서 추출한 에센셜오일인 그레이프프루트grapefruit, 버가못bergamot, 레몬lemon의 세 가지 에센셜오일에 대해 알아보겠습니다.

먼저 과일껍질 에센셜오일의 특성을 소개하겠습니다.

 ### '과일껍질' 의 에센셜오일

먹을 수 있는 것에서 추출한 에센셜오일은 과일껍질뿐 아니라 스파이스spice, 향신료계나 허브herb, 향초계 중에도 있으며, 모두 소화기관에 좋은 작용을 합니다.

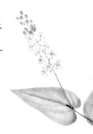

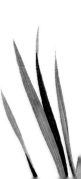

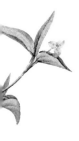

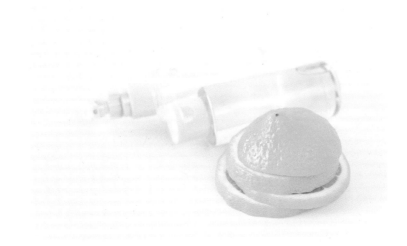

감귤계 과일껍질의 색은 노란색 또는 오렌지색인데, 위장 영역에 해당하는 제2~3차크라_{p.201, 202 참조}의 색과 같습니다. 소화기관의 상태를 좋게 하고 싶을 때에는 과일껍질의 에센셜오일이 도움이 됩니다.

과실=열매이 식물에게 어떤 존재일지 생각해봅시다. 꽃은 수분_{受粉; 가루받이}하여 열매를 맺습니다. 열매가 쑥쑥 자라서 익으면 나무에서 떨어집니다. 지면에 닿은 열매 속의 씨앗은 새로운 생명의 사이클을 만듭니다. 즉 식물에게 열매는 '자식'입니다. 그래서 과일껍질 에센셜오일의 향은 건강하고 밝고 순수하고 자유로운 어린아이같은 에너지를 가지고 있습니다.

자기 안에서 아이처럼 밝고 순수한 에너지를 불러오고 싶을 때에는 꼭 과일껍질의 에센셜오일을 사용해보시기 바랍니다. 특히 다른 사람과 비교하느라 숨이 막힐 때 과일껍질의 향을 사용하면 '나는 나. 나다운 것이 첫 번째!'라는 생각이 듭니다.

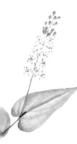

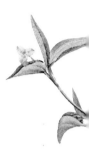

　과일껍질의 에센셜오일에는 광독성光毒性 ; 햇빛을 받을 때 나타나는 독성이 있습니다. 감귤계의 과실은 주로 일조량이 많은 곳에서 과일껍질에 태양 에너지를 잔뜩 흡수시키면서 자랍니다. 과일껍질의 에센셜오일은 과일껍질을 쭉 짜냈기 때문에 '태양의 에센스'라고 할 수 있습니다.

　과일은 향도 태양처럼 밝은 양기陽氣가 느껴지고, 딱봐도 노란색이나 오렌지색의 동그란 모양이 마치 태양 같습니다. 그래서 양陽에 해당하는 부위에 태양의 에센스=과일껍질의 에센셜오일를 묻히면 자극이 너무 강해질 수 있습니다.

　그중 버가못은 과일껍질이 익으면서 녹색에서 노란색으로 변해가므로 빛을 한없이 흡수합니다. 그렇기 때문에 과일껍질 중에서도 버가못의 광독성이 특히 높습니다. 광독성이 신경 쓰일 때에는 수증기로 증류한 에센셜오일을 사용하시기 바랍니다. 광독성의 성분은 수증기로 증류되지 않기 때문에 안심하고 사용할 수 있습니다.

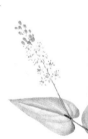

　과일껍질의 에센셜오일은 오행五行에서 '흙土'의 에너지를 갖습니다. 흙에 속하는 성질이 있어서 먹으면 맛있습니다. 그리고 다음 세대로 이어지는 씨앗을 내포하고 있어서 '풍요로움'도 상징합니다.

　그럼 과일껍질의 에센셜오일을 하나씩 살펴보겠습니다.

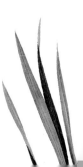

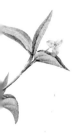

5-A향의 Image Share

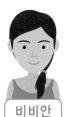

과수원에서 기분 좋은 편안함을 만끽하고 있는 이미지가 떠올랐습니다. 맡고 있으면 발가락끝까지 향이 도달하는 느낌. '똑바로 사세요'라는 메시지가 있었습니다.

비비안

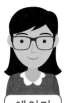

생기를 되찾게 하는 향으로 기분이 가벼워졌습니다. 이탈리아의 과일시장이 떠올랐습니다. 굉장히 좋아하는 향입니다.

에이미

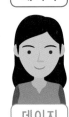

깔끔하게 떨어지는 상쾌함. 노란색 빛을 받아들이는 느낌이 들었으나 빛이 흰색으로 바뀌고 그 안으로 돌아가는 이미지였습니다.

데이지

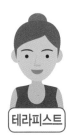

밝고 반짝거리는 느낌. 해방감이 굉장히 컸고 바다와 하늘이 떠올랐습니다. 제한 없는 자유, 테두리가 없는 이미지였습니다.

테라피스트

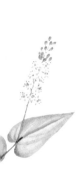

몸속을 해독하고 마음을 정화시키는

5-A의 향 / 그레이프프루트grapefruit

그레이프프루트grapefruit의 에션
셜오일은 거의 리모넨limonene 성분
입니다. 이 향을 좋아하는 분은 귀
찮은 것을 싫어하고, 무엇이든 단
순한 것이 최고라고 생각하는 경향
이 있습니다. 머리로 너무 복잡하
게 생각하다가 단순해지고 싶을 때
이 향이 기분 좋게 느껴집니다.

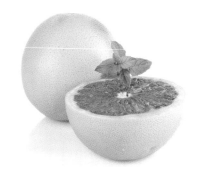

그레이프프루트가 주는 메시지
는 소박함입니다. 몸속을 해독detox하고, 마음을 정화시켜 필요 없는 것들을
흘려버리게 해주므로 클렌저cleanser라고도 부릅니다.

학술명은 Citrus paradise입니다. Paradise는 그레이프프루트가 '낙원para-
dise의 과실'로 대접받았다는 사실에서 유래합니다. 아로마테라피에서 그레
이프프루트는 눈 앞의 세계를 행복하게 바꿔주는 향입니다.

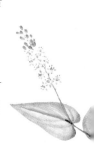

우리는 현실에서 일어나는 일에 각각 의미를 부여하며 삽니다. 눈 앞에
서 일어나는 일들에 모두 긍정적인 의미를 부여하는 사람은 행복한 삶을
살고 있으며, 부정적인 의미를 부여하는 사람은 고통스러운 삶을 살고 있
다고 할 수 있습니다.

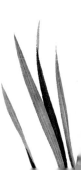

예를 들어 아침 8시에 출발하는 지하철을 타려고 역까지 뛰어갔는데, 바로 앞에서 스크린도어가 닫혀서 타지 못했다고 가정해봅시다. 열차는 시간표 대로 8시에 출발했지만, '타고 싶었는데 못 타서 분하다'는 화난 감정이 남습니다.

지하철은 잘못이 없습니다. 하지만 화난 감정을 적절히 해소하지 않으면 눈 앞의 모든 것을 화난 관점에서 보게 되어 '부정적인 감정의 연쇄'가 시작됩니다.

이럴 때 그레이프프루트의 향이 감정마음을 정화시켜줍니다. '지하철을 놓쳤다. 속상해!'라고 할 때 그레이프프루트 향을 맡으면 기분이 확 밝아지면서 화가 난 마음이 진정됩니다. 그리고 '뭐 어쩔 수 없지. 다음 열차를 기다리자. 좋아하는 음악이라도 들어볼까?'하고 기분을 말끔히 바꿀 수 있습니다.

그레이프프루트는 오행五行으로 보면 '흙土'의 에너지가 있어서 행복이나 만족감 등 풍요로움을 느끼게 해주는 향입니다. 또 어린아이와 같은 순수함으로 자기다움을 쭉쭉 키워가는 '나무木'의 에너지도 있습니다.

❀ 개 요

그레이프프루트는 광독성光毒性이 조금 있습니다. 자외선이 닿는 부위는 농도를 4% 이하로 하여 사용하라고 되어 있으나 가능한 저농도로 사용하는 것이 좋고, 피부에는 바르지 않는 편이 안전합니다. 그레이프프루트의 껍질은 두껍지만, 의외로 기름 추출 비율은 낮아서 다른 과일껍질의 에센셜오일에 비해 고가입니다.

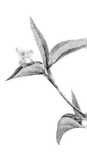

✿ 신체작용

그레이프프루트는 몸속을 해독detox할 때에 굉장히 도움이 됩니다. 부정적인 감정을 잘 쌓아두는 분은 신체에 부종이나 대사불량이 나타나는 경향이 있는데, 그레이프프루트를 사용한 트리트먼트를 정기적으로 하면 몸과 마음이 정화됩니다.

✿ 피부작용

자기 전에 얼굴에 바르면 클렌징 작용과 함께 칙칙함이 개선되는 효과를 볼 수 있습니다. 스킨로션skin lotion을 사용하여 패팅patting ; 화장수로 피부를 두드리는 미용법의 하나하거나 캐리어오일carrier oil ; 식

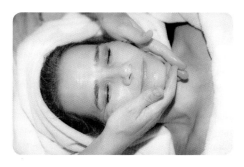

물의 씨와 과육에서 추출한 식물성 오일에 섞어서 얼굴 마사지를 할 때 사용하면 맑은 피부가 됩니다.

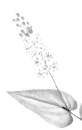

✿ 심리작용

그레이프프루트의 과일껍질은 노란색입니다. 컬러테라피color therapy ; 색채치료에서 노란색은 행복을 상징합니다. 유럽에서는 정원에 그레이프프루트 나무를 심으면 행복이 온다고 알려져 있습니다.

어렸을 때 아이답게 지내지 못한 분에게도 필요한 향입니다. 지나치게 엄격한 교육을 받았거나, 가정환경이 복잡하여 항상 어른들이 화나지 않도

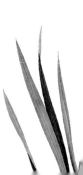

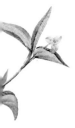

록 긴장하며 자란 분은 간기능이 저하되었을 수 있습니다.

'나다움'을 향한 자유로운 성장은 오행五行에서 '나무木'의 에너지와 연관되는데, 나무 에너지가 억눌리면 그 좌절감이 분노가 되어 나무와 관련된 장기=간장에 부담을 줍니다. 그 결과 쉽게 화가 나거나 정서가 불안하거나 무기력함을 느낍니다.

그레이프프루트는 간을 강하게 해주므로 트리트먼트나 방향욕aromatic bath을 할 때 매일 사용하면 간 건강에 도움이 됩니다. 그리고 어린시절의 고통스러운 감정이 정화되기 때문에 기분 전환이 됩니다. 음식에 그레이프프루트를 넣어 먹는 것도 좋습니다.

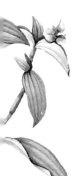

한번은 이런 상담 케이스가 있었습니다. 20대 후반의 여성 클라이언트가 "동거 중인 남자 친구와 서로 과하게 의존해서 고민이에요"라고 말했습니다. 예를 들면 그 남자의 귀가 시간이 예정보다 한 시간만 늦어도 그가 현관문을 열자마자 머릿속이 새하얘지면서 그를 깔고 앉아 마구 때리게 되는데, 그도 그녀의 그런 행동을 통해 자신이 사랑받고 있다고 생각한다고 했습니다.

그래서 선택한 향이 그레이프프루트였습니다. 그녀는 "드디어 만났다! 이 향이 굉장히 마음에 들어요"라며 매우 기뻐하였습니다. 저는 "그레이프프루트는 어린시절의 자신을 위로해주고 싶을 때 좋아지는 경우가 있어요"라고 말씀드렸습니다.

그러자 그녀는 어린시절 얘기를 했습니다. "어렸을 때 어머니를 여의고 아버지 밑에서 자랐는데, 아버지한테 자주 맞곤 했어요. 하지만 아버지는 나를 소중히 아껴주셨지요. 지금 제가 그 사람에게 하는 행동은 어렸을 때 내가 당했던 그대로예요."

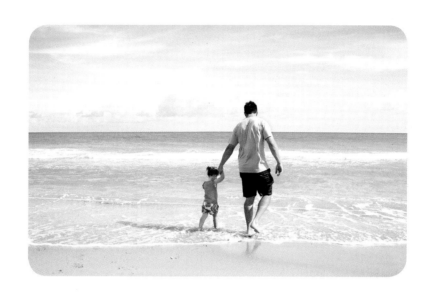

그래도 "아빠를 많이 좋아해요"라고 말하는 그녀에게 트리트먼트 후 이렇게 조언했습니다. "그레이프프루트 향이 마음에 들면 집에서 매일 사용해보세요. 분명히 향으로부터 많은 것을 깨닫게 될 거예요."

아로마테라피는 테라피스트가 "이렇게 하세요, 저렇게 하세요"라고 강요하지 않고 클라이언트 스스로 향과 마주하여 자기 안의 소중한 것을 스스로 깨닫게 하는 치료법입니다. 그녀는 저의 조언을 들은 이후 트리트먼트를 받으러 오지 않았습니다.

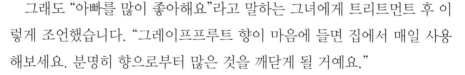

몇 년 후 우연히 다시 만났을 때 그녀는 그 남자와 헤어지고 다른 분과 결혼하여 아이도 낳고 새로운 가정을 꾸리고 있었습니다. 그레이프프루트는 집에서 계속 사용한다고 했습니다. "아빠의 애정 표현이 잘못되었다는 사실을 깨달았어요"라고 말하던 모습이 기억에 남습니다.

마음에 드는 향에는 자신을 향한 메시지가 있습니다. 그 향과 제대로

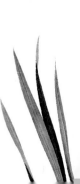

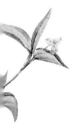

마주하면 그 메시지를 깨달아 인생을 업그레이드할 수 있게 됩니다.

'빨리! 빨리!'를 외치며 결과가 바로 나오기를 바라는 풍조와 달리 아로마테라피는 표층이 아닌, 본질에 말을 걸어옴으로써 변화를 일으킵니다. 결과를 재촉하는 것은 옳지 않다고 생각합니다. '늘 향과 함께하면서 평생 나 자신을 갈고 닦자'라는 자세로 향을 즐겼으면 합니다.

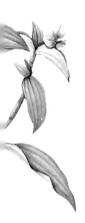

Point

- 》) 그레이프프루트는 눈 앞을 한순간 밝은 세계로 만들어주는 낙원paradise의 향.
- 》) 몸과 마음을 정돈시킵니다.
- 》) 몸속을 해독detox하고, 마음을 정화시키므로 클렌저cleanser로 사용할 수 있습니다.

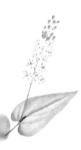

5-B향의 Image Share

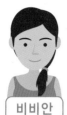

비비안

농촌을 연상시키는 그리운 느낌. 풍요로움의 상징이라는 단어가 떠올랐고, '되는 대로 몸을 맡겨보자'라는 메시지가 있었습니다.

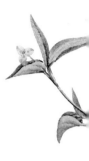

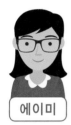

에이미

한 면이 회색인 세계의 끝에 빛으로 된 선이 보이고, 반짝 반짝 빛나는 열린 세계가 기다리고 있다는 기대감. '조금 만 더 힘을 내보자'라고 느꼈습니다.

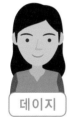

데이지

쓴 느낌이 있고, 목에 따끔따끔한 느낌이 들어서 별로 마음에 드는 향은 아니었습니다. 모가 난 이미지였고, 지금 저에게는 필요 없는 향일지 모른다는 생각이 들었습니다.

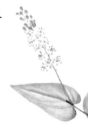

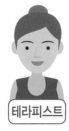

테라피스트

해가 지고, 낮에서 밤으로 바뀌는 그라데이션_{gradation 단계 적 차이 ; 계단·등급·색조 상태가 서서히 변화하는 것}을 느꼈습니다. 밤에 나만의 세계를 혼자 즐기고 싶을 때 이 향이 필요 하다고 느꼈습니다.

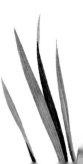

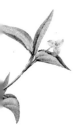

진정한 나를 찾게 하는

5-B의 향 / 버가못bergamot

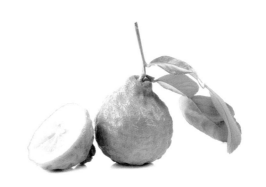

버가못bergamot은 과일껍질이 녹색이어서 노란색이나 오렌지색 과일껍질의 에센스와는 기능이 약간 다릅니다. 녹색을 보면 알 수 있듯 버가못은 오행五行에서 '나무木'의 에너지를 갖고 있습니다. 덩굴성 식물처럼 제한없이 뻗어나가며, 장애물도 감싸면서 자라는 힘이 있습니다.

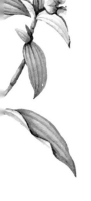

녹색은 컬러테라피에서 '진실 탐구자'로 불립니다. 녹색을 좋아하는 사람에게 삶은 '진짜 자신을 찾는 여행'입니다. 녹색은 숲의 색이어서 조화를 상징하기도 합니다. 그래서 여러 가지 경험을 하고 싶어합니다. 이들은 한 가지 일을 평생 계속하는 경우가 거의 없습니다. 아무리 다른 사람들이 부러워하는 일이라도 자신이 더 이상 배울 게 없다고 느끼면 바로 그만두기도 합니다.

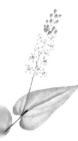

다만 그만둘 때에는 굉장히 갈등합니다. 자신이 그만둠으로써 다른 사람에게 민폐를 끼치게 될까봐 심사숙고하기 때문입니다. 하지만 결국 그

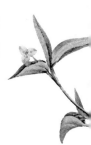

만두는 쪽을 선택합니다. 이때 진정한 나로 살면서 우주와 조화를 이루고 싶다고 생각합니다. 버가못은 이런 '진실 탐구자'에게 꼭 맞습니다. 다른 사람과 조화를 이루면서 진정한 나로 성장하고자 하는 사람을 도와줍니다.

❀ 개 요

버가못은 과일껍질의 에센셜오일 중에서 광독성이 가장 강하므로 자외선이 닿는 부위는 농도를 0.4% 이하로 하여 사용할 것을 권장합니다.

❀ 신체작용

수험 준비, 구직 활동, 자격 취득 등의 목표를 향해 열심히 노력하는 사람을 응원해주는 향입니다. 우리 몸의 기에너지가 심리적 압박을 받으면 자율신경 혼란, 월경전증후군PMS, 복부팽만 등의 증상이 생기는데, 이때 방향욕aromatic bath이나 트리트먼트를 할 때 버가못을 적극적으로 사용해보시기 바랍니다.

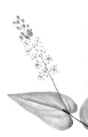

❀ 피부작용

광독성이 있으므로 낮보다는 밤에 피부 관리skin care로 사용하도록 합시다. 농도를 0.5% 이하로 스킨로션이나 트리트먼트 오일에 넣어 사용하면 여드름이나 지루脂漏 ; 피지샘의 분비물이 지나친 상태. 얼굴·코 주위에 흔히 발생함를 개선시키는 효과가 있습니다.

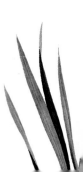

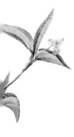

❀ 심리작용

목표 달성에 도움을 주는 향이므로 열심히 노력하시는 분께 추천합니다. 녹색은 하트 차크라p.203 참조의 색입니다. 그리고 '이웃의 잔디가 파랗게 보인다', 'the green-eyed monster질투, 시기'라는 말처럼 다른 사람과 자신을 비교하는 모습도 녹색으로 상징됩니다. 다른 사람에게 지고 싶지 않은 경쟁심 때문에 열심히 한다면 마음이 피폐해집니다.

버가못은 자신과 다른 사람 사이에 경계선을 그어주고, 나만의 기쁨을 위해 노력하는 순수한 기분을 불러일으킵니다. 어떤 일을 열심히 하려고 하는 데 주저하는 마음이 들 때 '진짜 내 마음이 원하는 일인가?', '누군가에게 지고 싶지 않다는 경쟁심 때문인가?'하는 의문이 들면서 자신의 솔직한 기분을 깨닫게 해주는 향입니다.

Point

- ⋙ 버가못은 '진실 탐구자'에게 딱 맞는 향. 자신이 진짜로 원하고 있는 것을 향해 에너지를 발휘할 수 있게 해줍니다.
- ⋙ '저 사람에게는 지고 싶지 않아!'라는 경쟁심 때문에 무언가를 열심히 하게 되면 결국 마음이 피폐해집니다. 자신의 마음을 솔직하게 해주는 향.
- ⋙ 광독성이 강하므로 낮에 사용하면 안 됩니다.

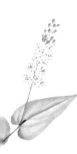

5-C향의 Image Share

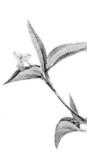

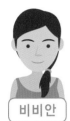

비비안

바다와 빛의 이미지로, 노란색과 녹색의 그라데이션grada-tion이 떠올랐습니다. 침이 고이는 신체 반응이 있었고, '온화하게'라는 메시지가 떠올랐습니다.

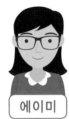

에이미

매우 신선한 느낌이었고, 노란색과 녹색이 떠올랐습니다. 가슴이 탁 트이면서 향 주변에 반짝반짝 빛나는 느낌이었습니다.

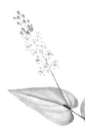

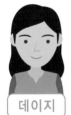

데이지

배가 따뜻해지면서 눈부신 빛이 하늘에서 떨어지는 듯했습니다. 어깨의 힘이 빠지면서 자연스럽게 의욕이 넘치는 것 같았습니다.

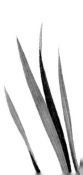

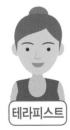

테라피스트

달지만 깔끔하고, 움직임이 있는 향. 정체되어 있는 나를 움직이고 싶을 때 맡으면 노랗고 가느다란 에너지가 제대로 움직이게 할 것 같았습니다.

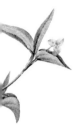

'지금부터는 나의 가치관을 중요하게 여기며 살고 싶다!'는 사람에게 딱 맞는

5-C의 향 / 레몬lemon

감귤류 중에서 레몬lemon만 양쪽 끝이 꽉 조여져 있습니다. 그 모양처럼 레몬은 집중시키고 조여주는 역할을 합니다.

오렌지나 그레이프프루트는 기분을 둥글둥글하게 해주고 무언가를 받아들이도록 도와주는 향이지만, 레몬은 기분을 깔끔하게 해주고 망설임을 없애주는 향입니다. 무언가를 결정할 때나 자신의 의견을 분명하게 주장하고 싶을 때 도움이 됩니다.

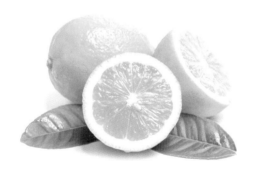

노란색yellow은 컬러테라피에서 빛을 상징하며, 밝음·미래·희망과 연결됩니다. 레몬도 반짝반짝 빛나는 듯한 밝은 향이며, 우리 내면에 빛을 비춰줍니다. 레몬이 주는 메시지는 '자각awakening'. '그동안 다른 사람의 가치관에 맞춰 살았지만, 지금부터는 나의 가치관을 중요하게 여기며 살고 싶다'는 자각 의식이 들 때에는 레몬이 딱 맞습니다.

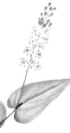

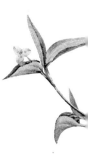

레몬은 과일껍질 에센셜오일 중에서 차가운 에너지가 가장 강합니다. 그래서 속이 메슥메슥하거나 불안초조한 기분을 시원하게 가라앉히고 싶을 때 도움이 됩니다. 몸이 차가울 때 레몬을 쓰고 싶다는 분은 거의 안 계십니다. '차갑게 하고 싶을 때 사용하는 향'이라고 기억해두세요.

오행五行에서 보면 '나무木'의 에너지를 가지며, 자신을 일깨우고 자기 표현으로 이어지는 '불火'의 에너지도 있습니다.

❀ 개 요

레몬도 광독성光毒性이 있어서 자외선이 닿는 부위는 농도를 2% 이하로 하여 사용하게 되어 있습니다. 자외선이 강한 날에는 되도록 피부에 사용하지 않는 편이 좋습니다.

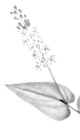

❀ 신체작용

직장과 가정에서 일에 쫓겨서 '너무 지쳐 있다'고 하는 클라이언트에게 라벤더나 샌달우드 등 진정 작용이 있는 향을 권하시나요? 사실은 여기에 테라피의 함정이 있습니다.

지친 상태인 데도 "더 열심히 해야 해!"라는 사람에게 진정 작용이 있는 향을 사용하면, 자신의 정서와 차이가 있어서 기분이 나쁘거나, 불안한 경우가 있습니다.

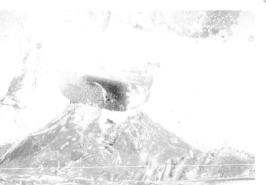

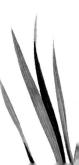

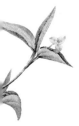

"지쳐 있어요"라고 말하는 분에게는 트리트먼트 후의 일정을 꼭 여쭤보시기 바랍니다. "피곤한데 일이 있어서"라고 말하는 분들에게는 레몬이 좋습니다. 기분 전환과 함께 피로를 날려줌으로써 다시 건강해질 수 있기 때문입니다.

❀ 피부작용

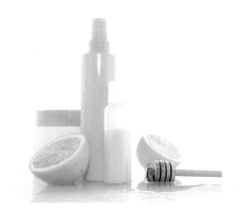

밤에 피부 관리skin care할 때 레몬을 사용하면 레몬의 미백 작용으로 얼룩의 칙칙함을 지우는 데 좋습니다. 레몬은 피부 연화 기능이 있으므로 사마귀나 티눈에 매일 원액을 한 방울 바르고 반창고로 덮어두면 해당 부위가 점차 부드러워져서 떼어내기 쉽습니다. 그런데 광독성이 걱정되므로 햇빛이 닿는 부위는 피해주십시오.

❀ 심리작용

레몬의 자극적인 향은 의식을 선명하게 해줍니다. 머릿속이 복잡할 때, 기분이 산만할 때, 이것저것 신경 쓰느라 행동으로 옮기지 못할 때 레몬은 머리를 차갑게 하여 냉정하게 생각하도록 도와줍니다. 그래서 '지금 중요한 게 무엇인지'를 깨닫게 해주는 향입니다.

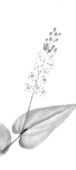

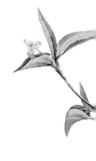

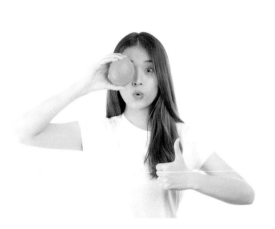

컬러테라피에서 레몬의 색인 노란색은 '잃어버림'과 '혼란스러움'을 상징하기도 합니다. 빛을 상징함과 동시에 빛이 너무 눈부셔서 보이지 않는 상태로도 보기 때문입니다.

자신을 잃어버리는 이유는 내면의 혼란 때문일 수도 있고, 다른 사람의 영향이 너무 강하기 때문일 수도 있습니다. 다른 사람의 힘에 휘말릴 것 같을 때 레몬 향으로 기분을 확실하게 조이고, 제3차크라_{p.202 참조}의 자아의식을 높이면 자신의 생각을 흔들림없이 표현할 수 있습니다.

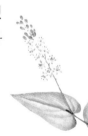

Point

- 레몬은 자각awakening의 향. 의식을 일깨워 나답게 변화하고 싶을 때 도와줍니다.
- '지금'에 집중할 수 있게 해주므로 기분이 산만할 때 사용하시기 바랍니다.
- 내 생각을 확실하게 표현하고 싶을 때 망설임을 없애주는 향.

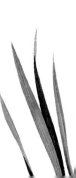

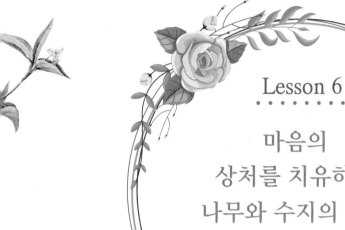

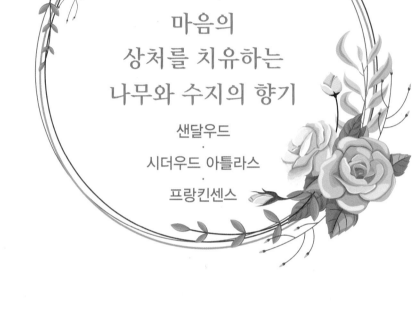

Lesson 6

마음의
상처를 치유하는
나무와 수지의 향기

샌달우드
·
시더우드 아틀라스
·
프랑킨센스

여섯 번째 레슨에서는 나무와 수지로부터 추출한 샌달우드sandalwood, 시더우드 아틀라스cedarwood atlas, 프랑킨센스frankincense의 3종 에센셜오일에 대해 알아보겠습니다.

먼저 나무와 수지나무에서 나오는 진에서 추출된 에센셜오일의 특성을 소개하겠습니다.

 '나무와 수지'의 에센셜오일

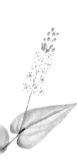

나무의 에센셜오일은 기둥의 중심 부분心材에서 추출합니다. 나무의 기

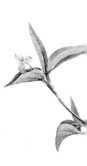

둥은 인체에서 몸통에 해당합니다. 기둥이 안정되어 있지 않으면 나무는 휘청거립니다. 그래서 기둥은 '안정'의 에너지를 가지고 있습니다.

심재心材란 '중심축'입니다. 어떤 상황에서도 주위 상황에 휩쓸리지 않고 자신의 중심을 단단히 유지하려고 할 때 나무의 에센셜오일이 도와줍니다. 나무의 기둥은 뿌리에서 빨아올린 수분을 나뭇가지로 순환시킵니다. 나무의 에센셜오일 역시 체내의 수분 순환을 촉진시키므로 부종에 효과가 있습니다.

인체의 중심에 척주가 있고, 척주 안에 척수신경이 흐르고 있습니다. 나무의 에센셜오일은 척수신경에 효과가 있어서 통증 완화에 도움이 됩니다. 통증은 척수신경을 통해 뇌로 전달되기 때문에 신경계를 안정시키면 통증이 누그러집니다.

나무의 에센셜오일은 오행五行 중에서 '나무木'의 에너지로, 주위 상황에 휩쓸리지 않고 올곧게 자기 중심을 잡는 강력함이 느껴집니다.

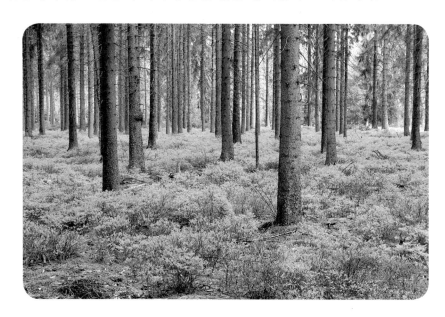

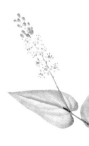

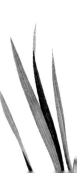

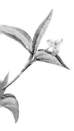

이어서 수지樹脂를 살펴봅니다. 수지는 훈향훈훈한 향기으로, 옛부터 신성한 장소에서 사용되었습니다. 의식을 각성시키고, 일상생활에서 신성함이 필요할 때 도움이 되는 향입니다.

칼이나 도끼로 나무에 상처를 내면 상처에서 수지가 스며나옵니다. 수지는 상처입은 나무껍질을 지키고 치유하는 역할을 합니다. 우리의 피부가 상처를 입었을 때 상처입은 부위를 보호해주는 혈액처럼 수지의 에센셜오일은 치유 기능이 뛰어납니다.

수지는 피부뿐 아니라 마음의 상처에도 치유의 에너지를 줍니다. 마음에 드는 향을 맡으면 "이 향, 치유되는 기분이야"라고 표현하시는 분이 많은데, 치유라는 말에는 상처가 생겼다는 전제가 있습니다. 수지의 에센셜오일은 치유의 힘을 가장 많이 가지고 있습니다. 이외에도 혈액과 비슷한 특성 때문에 생리 불순에도 효과가 있습니다.

여기서 통증에 대해 생각해보고자 합니다. 예를 들어 어떤 여성이 남자 친구와 데이트 약속을 했다고 합시다. 쾌청한 아침부터 기분 좋게 출근하여 일이 순조롭게 진행되고, 상사한테 칭찬도 받았습니다. 정시 퇴근 후에는 남자 친구와 데이트를 즐겼습니다. 남자 친구와 걸어서 집으로 돌아가는데 바닥에 난 구멍에 발이 걸리는 바람에 요란하게 넘어졌습니다. 이때 남자 친구는 "괜찮아?"라고 말하며 상냥하게 손을 내밀어 일으켜주었습니다. 아마도 이 여성은 통증을 심하게 느끼지 않았을 가능성이 큽니다.

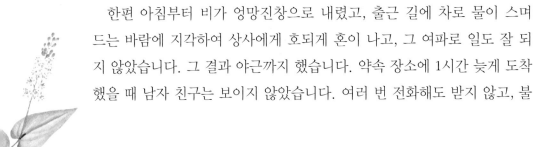

한편 아침부터 비가 엉망진창으로 내렸고, 출근 길에 차로 물이 스며드는 바람에 지각하여 상사에게 호되게 혼이 나고, 그 여파로 일도 잘 되지 않았습니다. 그 결과 야근까지 했습니다. 약속 장소에 1시간 늦게 도착했을 때 남자 친구는 보이지 않았습니다. 여러 번 전화해도 받지 않고, 불

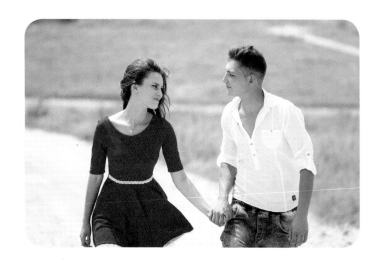

안한 마음으로 한 시간을 기다려도 남자 친구와 만날 수 없었습니다. 진흙탕 길을 혼자 터벅터벅 걷다가 바닥에 난 구멍에 발이 걸려 넘어졌습니다. 이 경우에는 많이 아플 거라는 생각이 듭니다. 육체의 통증에 마음의 통증이 더해졌기 때문이지요.

이렇게 통증은 육체의 통증에 마음의 통증이 더해지는 경우가 있습니다. 에센셜오일은 모든 통증을 동시에 치유하는 역할을 합니다.

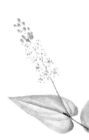

두 번째 사례에 나온 여성이 퇴근길에 아로마테라피 살롱에 들른다면 트리트먼트로 사용할 에센셜오일의 후보로 나무와 수지의 향을 추천합니다. 불안한 기분을 가라앉히고, 자신이 흔들리지 않도록 중심을 잡아주는 나무의 향. 그리고 상처받은 마음을 치유하는 수지의 향. 이 향들은 그녀의 통증을 폭 감싸며 '괜찮아요'라는 말을 건네듯 안정을 주면서 치유할 것입니다.

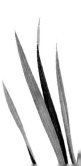

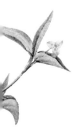

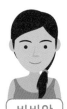

6-A향의 Image Share

머리 속에서 수다쟁이의 수다가 멈춘 느낌이었습니다. 아침 안개 속에서 하천이 흐르는 조용한 세계가 떠올랐습니다.

비비안

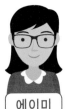

의식이 내면에 집중되어 '나에게는 나만의 생각이 있어서 좋아'라고 재인식시켜주는 향이었습니다. 정숙함과 우아함, 고귀하며 품격 있는 향이었습니다.

에이미

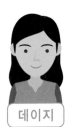

받아들인 메시지는 '거기에 에고ego는 없다'였습니다. 아이가 엄마 품에 안길 때처럼 안심이 되면서 '뭐든 해도 좋아요'라는 메시지를 받았습니다. 모든 걸 주변에 내맡긴 채 신뢰하는 기분이었습니다.

데이지

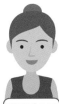

세심하고 품위 있으며, 통찰력이 높아지는 듯한 신성한 향. 메시지는 '다른 사람의 가치관은 자신의 가치관을 인식하기 위한 것. 항상 자신의 가치관으로 살아갈 것'이었습니다.

테라피스트

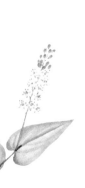

삶에 대한 감성을 높여주는

6-A의 향 / 샌달우드sandalwood

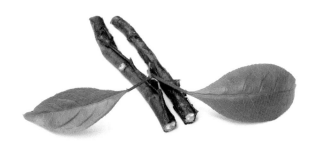

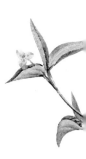

샌달우드sandalwood, 백단, 백단향는 옛부터 사원에서 명상할 때 훈향훈훈한 향으로, 또는 장례식에서 사용했습니다. 동양에서는 신성한 향의 이미지가 있지만, 서양인의 관점에서 보면 페로몬pheromone, 동종 유인 호르몬 향이 느껴지므로 성적 관심sexuality을 높여주는 이미지가 강합니다. 문화의 차이로 향에 대한 이미지도 완전히 달라지는 것 같습니다.

샌달우드 하면 역시 인도입니다. 기원전 3500년부터 사용되었으며, 인도에서 가장 오래된 문헌에는 '왕처럼 대단한 향이다'라고 소개되어 있습니다.

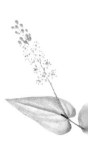

인도 중에서도 마이소르Mysore ; 인도 남부 카르나타카주 남부의 도시산産이 최고급이라고 합니다멸종될 우려가 있어서 현재는 정부에서 관리하고 있음. 고급 에센셜오일은 수령樹齡 60년인 나무로부터 만들어지는데적어도 30년 이상된 나무여야 함, 지금은 채집 가능한 나무가 계속 없어지고 있답니다. 가격도 상당히 고가여서 각 제조업체에서는 마이소르 이외의 지역에서 샌달우드를 만들

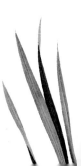

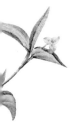

어 수요와 공급의 균형을 맞추고 있습니다.

　저는 뉴칼레도니아New Caledonia 산 샌달우드를 사용합니다. 바다·바람·푸른 하늘이 연상되는 개방적인 향입니다. 식물이 자란 토지에 따라 에너지가 완전히 달라지거든요. 어떤 향 전문가는 '샌달우드'라는 칭호를 줄 수 있는 것은 마이소르 산뿐이라고도 말합니다. 확실히 샌달우드 특유의 엄숙함이나 신성한 느낌은 마이소르 산이 아니면 느끼기 어렵습니다.

　샌달우드는 다른 나무에 기생해서 영양분을 공급받으며 자라는 반기생半寄生 나무입니다. 음의 에너지가 강한 여성적인 나무로, 인도에서는 '서늘함을 부르는 나무'라고 부릅니다. 그만큼 열을 식히는 힘이 강해서 부채를 만들거나 서늘함을 느끼게 하는 향으로 사용합니다. 트리트먼트나 테라피에서도 심신을 차게 식히거나, 습성濕性을 높이고 싶을 때 사용합니다.

　자신의 내면을 자유롭게 여행할 수 있게 해주는 향으로도 불리는 샌달우드의 핵심 메시지는 내면 여행inner jouney입니다. 자기 자신과 마주하게 하고, 자신의 본질에 대한 깊은 깨달음을 주므로 명상이나 요가를 할 때 많이 사용합니다. 다만 의식을 안쪽으로 깊이 향하게 하므로 기분이 가라앉아 울적한 분은 견디기 힘든 향일지도 모릅니다.

　나무는 흙이 없으면 살 수 없습니다. 샌달우드는 오행五行 중에서 '흙土'의 에너지가 강합니다. 흙은 '생각'과 연결됩니다. 고민이 있으면 흙의 에너지를 갖는 향에 홀리는 경향이 있습니다. 또 자신의 본질과 마주하게 해주는 향이므로 '물水'의 에너지도 함께 가지고 있습니다.

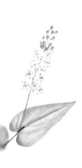

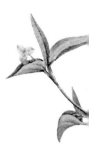

❀ 개 요

억울한 감정일 때 샌달우드를 사용하면 기분이 우울해진다고 합니다. 자기 비하나 자기 부정에 빠져 있을 때 우울한 기분을 더 강하게 할 수 있으므로 주의하시기 바랍니다.

다만 같은 '우울' 상태라도 그 바탕에 '분노'가 있을 때에는 이 향을 좋아할 수 있습니다. 회사나 가정에서 자주 초조하거나 화가 나는 분들은 이 향을 좋아합니다. 자신의 에너지를 무언가에 다 쏟아부은 후 갑자기 '쿵'하고 무기력 상태에 빠졌는데 아직 분노의 불꽃이 살아 있을 때가 있습니다. 그럴 때 이 향이 분노를 진정시키고, 기분을 가라앉힙니다.

❀ 신체작용

신경계를 안정시켜주므로 불안·초조·긴장성 불면·두통 증상이 있을 때 권합니다. 수분의 순환을 촉진하는 기능도 있으므로 트리트먼트로 사용하면 부종 완화에 좋습니다.

노년의 에너지를 가진 향이므로 고령자에게 사용하면 좋습니다.

❀ 피부작용

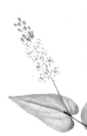

샌달우드는 차게 식혀주는 에너지를 가지고 있으므로 햇빛에 그을린 피부에 효과적입니다. 보습 기능도 있어서 건조한 피부에 적합합니다. 노화 피부 및 민감성 피부에도 기분좋게 사용할 수 있는 향입니다.

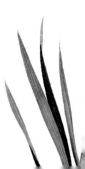

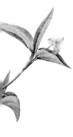

❀ 심리작용

너무 바쁘거나 초조할 때 일단 멈춰서서 자신을 냉정하게 다시 바라보고 싶을 때가 있습니다. 그럴 때 의지하고 싶은 향이 샌달우드입니다. 방향욕aromatic bath이나 트리트먼트는 물론, 명상을 할 때에도 최적입니다. 자신의 중심으로 다시 돌아오게 하므로 바쁘거나 초조해도 자신을 잃어버리지 않고, 그런 일이 주는 교훈을 깨닫게 해줍니다.

저는 '살아가는 것에 대한 감성을 높여주는 향'이라는 표현을 좋아합니다. 샌달우드는 '지금'에 의식을 집중하고, 눈 앞에 놓인 현실을 직면할 수 있게 해줍니다. 늘 '지금 이 순간'을 소중히 하는 태도는 인생을 행복으로 이끌어줍니다. 과거에 대한 집착이나 미래에 대한 걱정으로 고통스러울 때 샌달우드에게 도움을 청해보세요. 그러면 과거나 미래가 아닌 지금 눈 앞에 펼쳐진 현실에 온전히 집중할 수 있습니다.

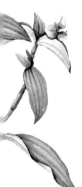

Point

- ⟫ 샌달우드는 '서늘함을 부르는 나무'라고 불릴 만큼 열을 식히는 에너지가 강합니다.
- ⟫ 자신과 조용히 마주하고, 마음속을 자유롭게 여행할 수 있게 해주는 향입니다.
- ⟫ 지금 이 순간 의식을 집중하고, 과거나 미래에 대한 집착과 걱정을 내던지게 해줍니다.
- ⟫ 노년의 에너지를 가지므로 고령자나 노화 피부에 잘 맞습니다.

6-B향의 Image Share

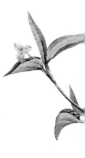

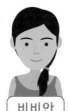

비비안

달고 우아한 과일향이 나고, 진실을 꿰뚫어보는 힘을 주는 느낌이 들었습니다. 동그란 수정공에 내가 하는 생각이 비춰지는 듯한 이미지였습니다.

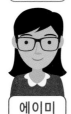

에이미

호흡이 편안해진 후 어두운 터널을 들여다보는 듯했습니다. 그냥 어두운 기분이 아니라 무언가를 기다리는 느낌이었습니다.

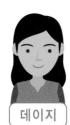

데이지

친구가 되고 싶은 향. "잠재의식에 항상 관심을 기울이기. 정말 하고 싶은 일이 무엇이든 될 일이면 된다"고 말해주는 것 같았습니다.

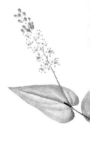

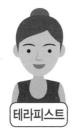

테라피스트

복잡한 생각을 집어치우고 현실을 '무無'의 시점에서 다시 보는 것. 그리고 다시 본 현실에 사랑을 담아 나만의 현실을 만드는 것이 중요하다고 깨닫게 해주는 향이었습니다.

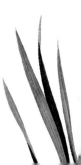

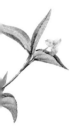

자신을 믿고 싶을 때 확고한 중심을 만들어주는

6-B의 향 / 시더우드 아틀라스cedarwood atlas

시더우드cedarwood, 향나무는 몇 종류가 있는데, 이번에 소개해드릴 향은 아로마테라피에서 가장 인기가 많은 아틀라스atlas 종입니다. 수령이 1000~2000년이나 되는 장수의 나무입니다.

'시더cedar'는 영적인 파워를 의미합니다. 고대부터 종교와 관련이 깊고, 사원이나 관을 만들 때, 또는 종교의식을 할 때 훈향으로 사용한 신성한 나무입니다. 방부 효과가 높아서 고대 이집트 시대에 미라mummy를 만들 때 사용되었다는 이야기도 유명하지요.

프랑킨센스frankincense ; 항우울, 진통, 상처치유 등에 효과가 있는 나무나 몰약沒藥, myrrh과 마찬가지로 성서에도 많이 등장합니다. 줄기가 굉장히 단단하며, 하늘을 향해 똑바로 자라서 두터운 신앙심을 상징하기도 합니다.

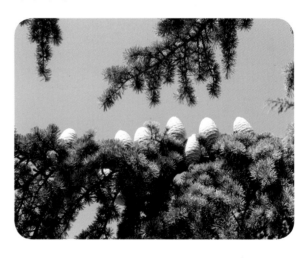

시더우드가 주는 메시지는 '하늘과 이어지다'입니다. 정신적으로 성숙해지게 하며, 살아가는 의미나 목적을 이해하여 '나는 이렇게 살아야지!'하는 방침을 확고히 할 수 있게 해줍니다. 시더우드는 이처럼 강함과 용기를 갖게 해

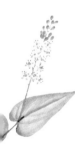

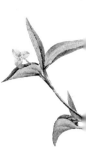

주므로 파워 우드power wood로 부릅니다. 학술명 Cedrus atlantica에서 'Ce-
drus'는 '힘'을 의미하는 아라비아어 'kedron'에서 유래합니다.

시더우드 아틀라스는 소나무 과에 속하는 나무의 심재心材 ; 기둥의 중심 부
분를 사용하며, 수령 20년 정도의 나무로부터 추출하는 에센셜오일입니다.
　시더우드는 샌달우드에 비해 남성적이며, 강한 의지를 느끼게 해줍니다. 내
안의 중심을 단단하게 해주므로 결정한 일을 관철시키고 싶을 때, 자신의 내
면의 힘을 믿을 때, 마음을 강하게 할 때 도움이 됩니다.
　오행五行으로 말하면 단단함과 안정성과 관련된 '흙土'의 에너지와 인생
의 목적에 눈뜨려는 의지와 관련된 '물水'의 에너지를 가지고 있습니다.

❀ 개 요

고농도로 사용하면 피부에 자극을 줄 수 있으며, 어린아이나 임신기에
는 사용하지 않는 것이 좋습니다. 적절한 농도로 희석한 후 사용합시다.

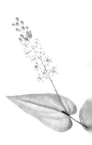

❀ 신체작용

신경계의 강장强壯 기능이 있어서 지쳐 있을 때 다시 힘을 내서 열심히
하려고 할 때 권합니다. 심리적 압박이나 긴장으로 몸이 위축되었을 때
호흡을 깊게 해주어 몸을 본래의 자연스러운 상태로 되돌려줍니다. 차갑
게 하는 성질이 있어서 부종을 가라앉히므로 부종이 있는 분들을 트리트
먼트할 때에도 좋습니다.

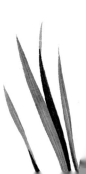

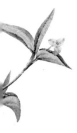

✿ 피부작용

지성脂性 피부용. 남성적인 향이어서 남성의 피부 관리에 좋습니다. 지성 모발이나 두피에도 효과가 있으므로 머리를 마사지할 때 사용하면 지성 비듬이나 탈모 관리도 됩니다.

✿ 심리작용

시더우드는 의지를 강화하는 향입니다. 마음이 동요되거나 망설임이 있을 때 시더우드는 어떤 상황에서도 긍정적인 자세를 취하게 하고, 역경을 배움의 찬스로 여길 수 있는 강한 마음을 갖게 해줍니다.

향 자체가 그 사람의 의지나 삶의 방식을 바꿔주지는 않습니다. 그러나 스스로 삶을 바꾸려는 결의를 가졌을 때 향은 큰 도움이 됩니다. 모든 것은 '내가 어떻게 하고 싶은가?'에 달려 있습니다. 시더우드는 의지를 확고하게 세울 수 있게 해주어 나만의 인생을 살아가게 합니다.

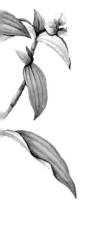

시더우드는 지금까지 거부했던 것들을 이제부터 받아들이고 싶은 마음이 들도록 바꿔줍니다. 시더우드는 단단함과 강함이 특징이지만, 한 번 결정한 것을 절대로 바꾸지 않는 완고함이 아니라 '나에게 진정으로 솔직해진다'는 메시지를 줍니다.

'변화는 성장의 과정'입니다. 누구나 인생의 전환기가 있습니다. 만약 이때 괴롭다고 한탄하며 엉뚱한 방향으로 가면 나만의 인생을 살 수 없습니다. 시더우드는 지금의 고통을 '더 나은 삶을 위한 성장통'으로 여기며 극복할 수 있게 해줍니다.

제가 아로마테라피를 배우고 처음 구입한 에센셜오일이 시더우드였습

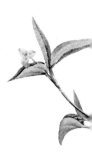

니다. 그때 저는 자율신경실조증으로 힘든데다가 생계 유지를 위한 경제적 압박감까지 겹쳐서 좌절감에 빠져 있었습니다. 아로마테라피를 만나서 '이 일을 하고 싶다!'고 진심으로 생각하게 되었습니다. 안타깝게도 그때는 아로마테라피 일이 거의 없었습니다. '그건 무리'라는 말을 들은 적도 많았지만, 제 안에서 '무조건 이 일을 해야지!'라고 뜻을 세웠을 때 시더우드 향이 좋아졌습니다.

테라피스트를 포함하여 다른 사람을 돕는 일을 하는 분은 무엇보다도 자신을 먼저 채우는 것이 중요합니다. 시더우드의 풍부한 향으로 자신을 먼저 채우고, 남은 부분을 다른 사람을 위해 사용해야 함을 잊지 마세요. 다른 사람을 위해 일하는 도중에 약간 지쳐 있을 때 이 향으로 에너지를 충전해보세요.

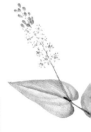

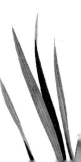

Point

- 시더우드는 하늘과 이어지는 향. 의식을 고양시키고, 자신이 진짜로 원하는 삶을 살 수 있도록 도와줍니다.
- 몸과 마음 모두에 힘을 주는 파워우드power wood.
- 다른 사람을 돕는 일을 하는 사람들에게 에너지를 충전시키는 향입니다.
- 남성의 지성 피부에 적합하며, 두피 관리를 할 때 사용해도 좋습니다.

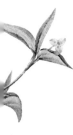

6-C향의 Image Share

비비안

처음 떠오른 것은 낙타 냄새. 저 멀리 넓은 사막이 펼쳐지는 이미지였습니다. 계속 맡았더니 그라운딩grounding 힘이 강해진 느낌을 받았습니다.

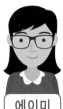

에이미

아주 건강한 느낌을 주는 향. 목이 상쾌해지면서 열리는 느낌. 노란색 원 주위를 하늘색이 상쾌하게 감싸는 듯한 이미지였습니다.

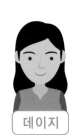

데이지

혁명의 향이었습니다. 강한 자극이 있어서 등이 쫙 펴지는 느낌. 엄격하지만 사랑이 있는 느낌. 깊게 들이마시면 희망이 샘솟을 것 같은 향이었습니다.

테라피스트

천진난만하면서도 순수한 어린아이처럼 귀여운 향. '사람들이 상냥하게 대해주기를 원한다면 나부터 웃으며 대할 것'이라는 메시지로, 내가 보고 있는 현실은 내 의식을 비추는 거울이라고 느꼈습니다.

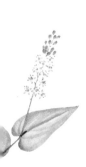

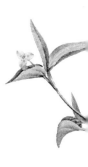

바쁜 일상에서 해방시키는 신성한 향

6-C의 향 / 프랑킨센스frankincense

프랑킨센스frankincense는 중세 프랑스어로 'Franc Incense진짜 향, 질이 높은 훈향'라는 의미입니다. 우윳빛이라서 유향乳香으로도 불립니다.

옛부터 프랑킨센스는 신성한 향으로 특별히 취급되었으며, 고대 이집트에서는 태양신에게 바치는 향으로 태양이 나올 때 피웠다고 합니다. 이 시대는 신이 있는 장소를 향으로 나타냈는데, 파라오Pharaoh, 고대 이집트의 왕가 신과 만날 때 프랑킨센스를 사용했다고도 전합니다.

예수 그리스도가 탄생했을 때 동방의 세 현자가 바친 선물 중 하나로도 유명하며, 오늘날 교회에서 사용하고 있습니다.

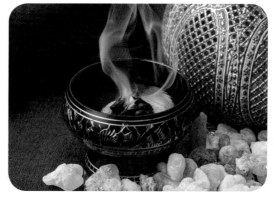

프랑킨센스는 의식을 각성시켜주는 역할을 하여 '나에게 고통스러운 일이 왜 일어나는가?', '이 일이 나에게 어떤 의미가 있는가?' 등 일어나는 일의 진의를 이해하는 데 도움을 줍니다. 겉으로 볼 때 안 좋은 일도 결국 나에게 깨달음을 주는 소중한 선물이라는 사실을 알게 해주는 향이지요.

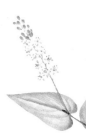

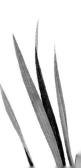

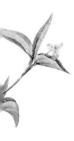

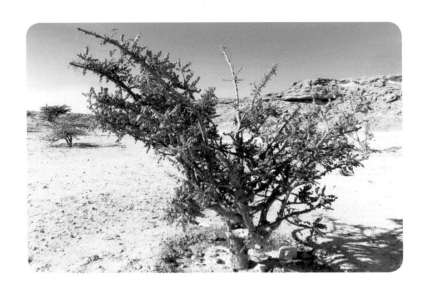

차크라에서는 제7차크라_{p.206 참조}로 이어집니다. 제7차크라는 '나'라는
'개인'은 전체의 일부로 존재함을 뜻하는 '조화'와 관련되어 있습니다. 나
의 내면 상태가 눈 앞의 현실을 만든다는 사실을 이해하고, 나와 마찬가
지로 다른 사람을 소중히 여기는 '자애慈愛'를 길러주는 차크라입니다.

프랑킨센스는 몸과 마음에 쌓인 노폐물을 걷어내어 흐름을 좋게 해주는
역할을 합니다. 하고 싶은 말이나 행동을 억누르면 에너지가 정체됩니다.
그럴 때 프랑킨센스 향은 에너지 순환을 원활히 해주므로 스트레스를 잘
받는 분에게 추천하고 싶습니다.
오행五行으로 보면 낡은 사고방식을 내던지고 새로운 의식으로 전진하
는 움직임을 나타내는 '금金'의 에너지가 있습니다. 자신의 본질과 마주하
게 해주는 '물水'의 에너지도 가지고 있습니다.

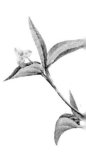

❀ 개 요

특별한 금기 사항이 없어서 어떤 방법으로도 사용하기 쉬운 에센셜오일입니다.

❀ 신체작용

프랑킨센스는 잘 통하게 하는 특징이 있으므로 이른바 기가 정체되어 일어날 수 있는 증상 전반에 유효합니다. 목이 막히고 가슴이 답답한 호흡기의 불편함, 인간 관계 스트레스로부터 오는 생리불순, 긴장성 변비 등에 좋습니다. 생각이 너무 많아서 좋은 아이디어가 떠오르지 않을 때 번쩍이는 아이디어나 직감을 줍니다.

❀ 피부작용

'젊어지는 오일'로 불릴 만큼 미용 효과가 뛰어납니다. 노화 피부를 비롯하여 어떤 피부에도 쓸 수 있으므로, 매일 피부 관리를 할 때 가볍게 사용해보시기 바랍니다.

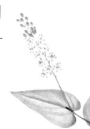

❀ 심리작용

일이나 시간에 쫓겨 자기다움을 잃어버린 분이 꼭 사용해 보셨으면 합니다. 산만한 정신을 하나로 모아 자신을 객관적으로 볼 수 있게 해줍니다. 그리고 '지금 무엇을 선택할지', '의식을 어디로 향하게 할지'하는 깨달음을 줍니다.

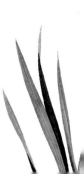

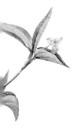

이 향이 마음에 들지 않는다면 아직 새로운 의식을 받아들일 준비가 되어 있지 않다는 뜻입니다. 하지만 그것은 나쁜 것이 아닙니다. 모든 일에는 다 때가 있기 때문입니다. 누구나 어떤 감정에 빠져 있고 싶을 때가 있습니다. 때로는 비극의 주인공처럼 괴로운 감정에 빠진 상태가 나에게 더 도움이 될 수도 있습니다. 그리고 그런 자신에게 질리면 자연스럽게 다음으로 나아갈 마음이 들게 마련입니다. 이때 프랑킨센스 향을 사용하면 좋을 것입니다.

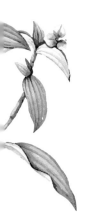

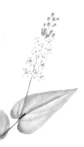

Point
- 프랑킨센스는 고대부터 특별히 신성하게 다뤄진 향입니다.
- 모든 막힘을 뚫어줍니다.
- '젊어지는 오일'로 불리며, 노화 피부 관리에 적합합니다.

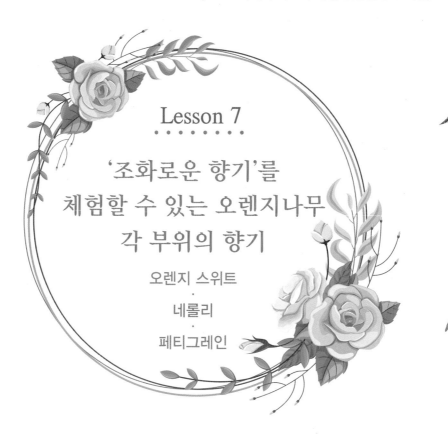

Lesson 7

'조화로운 향기'를 체험할 수 있는 오렌지나무 각 부위의 향기

오렌지 스위트
·
네롤리
·
페티그레인

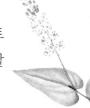

일곱 번째 레슨에서는 오렌지나무 각 부위에서 추출한 오렌지 스위트 orange sweet, 네롤리neroli, 페티그레인petitgrain의 3종 에센셜오일에 대해 알아보도록 하겠습니다.

 '오렌지나무 각 부위'의 에센셜오일

저에게 처음으로 아로마테라피를 가르쳐주신 선생님은 "아로마테라피스트는 프로 퍼퓨머perfumer, 향수제조자, 조향사입니다"라면서 성분만 중시하는 블렌딩blending ; 증상과 용도에 따라 에센셜오일끼리 섞거나 에센셜오일과 물, 에센셜

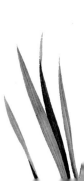

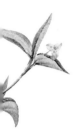

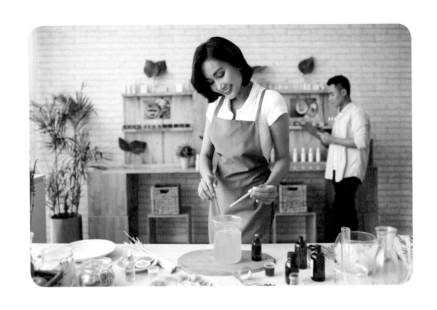

오일과 다른 물질을 섞는 것은 좋지 않다고 하셨습니다. 그 덕분에 저는 에센셜 오일을 블렌딩할 때 효과를 고려하면서 마음에 영향을 미치는 향의 '조화' 를 의식합니다.

오렌지나무 에센셜오일은 과일껍질오렌지 스위트, 꽃네롤리, 지엽가지와 잎, 페티그레인의 세 부위로부터 추출됩니다. 이 에센셜오일끼리 블렌딩하면 같은 부류 특유의 조화를 느낄 수 있습니다.

이번 레슨에서는 향의 조화를 알려드리고 싶어서 오렌지나무 향 3종을 가져왔습니다. 피부 자극이 약한 오렌지 스위트를 소개합니다.

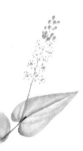

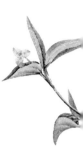

7-A향의 Image Share

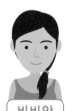

비비안

폐로 '훅' 들어오는 감귤 향. 옅은 노란색 빛이 보이는 느낌. 순수한 어린아이가 순진무구하게 웃는 얼굴이 떠올랐습니다.

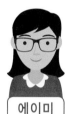

에이미

맡고 있는 동안 자연스럽게 미소가 지어지는 향. 달고 시면서 행복한 기분이 들었습니다. 바다가 보이는 귤 농장이 떠올랐습니다.

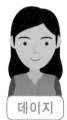

데이지

상쾌하고 순수한 향으로, 머릿속에 있는 이런 저런 생각을 단번에 텅 비게 만들어주는 느낌. 메시지는 '어른의 마음과 어린아이의 마음을 함께 가짐으로써 인생이 넓어진다'였습니다.

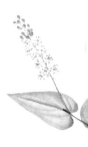

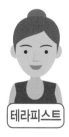

테라피스트

기분을 새하얗게 해주어 순수한 마음을 갖게 해주는 향. 머리로 생각하기보다는 가슴이 두근거리는 일을 선택하도록 도와주는 기분이 들었습니다.

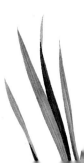

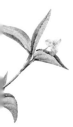

메시지는 기쁨 joy. 마음껏 즐기자!

7-A의 향 / 오렌지 스위트 orange sweet

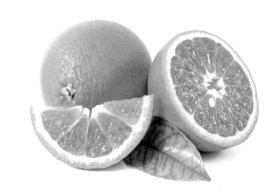

오렌지 orange의 둥근 모양은 태양과 같습니다. 그리고 따뜻함이 느껴집니다. 실제로 오렌지색 음식은 몸을 따뜻하게 해주고, 전신이 오렌지색 옷을 입으면 체온이 올라간다고 합니다.

오렌지 스위트 orange sweet. 이하 오렌지의 에센셜오일에도 따뜻하게 해주는 에너지가 있어서 '따뜻한 오일 warm oil'이라고도 합니다. 일반적으로 감귤계의 에센셜오일은 차갑게 하는 작용이 있는데, 오렌지오일은 조금 특별합니다.

제가 테라피스트가 막 되었을 때 오렌지 오일로 크게 실패한 적이 있었습니다. 정기적으로 트리트먼트 받으러 오시는 20대 여성이 있었는데, 위가 약하고 몸이 차며 성격이 예민해서 스트레스를 쉽게 받는 분이었습니다. 겨울에 처음 오셨을 때 그 분은 오렌지 향을 매우 좋아했습니다. 건위 _{위장을 튼튼하게 함} 기능과 가습 기능이 있어서 기분을 긍정적으로 만들어주는 오렌지가 이분에게 꼭 맞다고 생각해서 저는 겨우내 시술할 때마다 오렌지를 사용했습니다.

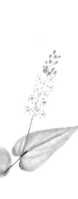

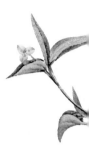

계절이 겨울에서 봄, 봄에서 여름으로 바뀔 무렵, 그분은 "봄부터 갑자기 일이 바빠져서 트리트먼트를 받으러 가지 못했어요. 지금은 직장에 있는 에어컨 때문에 냉증이 심해졌어요"라고 말씀하셨습니다.

이렇게 트리트먼트를 쉬었다가 다시 할 때에는 처음부터 에센셜오일을 골라야 하는데, 저는 습관적으로 "트리트먼트는 늘 사용하셨던 오렌지로 해드려도 괜찮으시죠?"라고 물었습니다. 그분도 "네, 오렌지로 부탁드려요"라고 대답하셔서 향을 테스트하지 않고 바로 오렌지가 들어간 트리트먼트 오일을 사용해버렸습니다.

석양이 들어오는 방에서, 약간 더웠지만 몸이 차가워지지 않도록 에어컨을 껐습니다. 간접 조명도 오렌지 색조로 하고, 시술용 베드도 오렌지색으로 하여 오렌지 일색인 환경을 조성했습니다. 트리트먼트를 시작하고 15분 정도 지났을 때, 그분이 갑자기 '확'하고 몸을 일으키면서 "죄송해요, 잠깐 멈춰주시겠어요?"라며 시술을 멈추게 했습니다. 그런 일은 처음이었습니다.

당황해서 "혹시 제가 실수했나요?"라고 여쭤보자 "향과 오렌지 조명이 뜨거워서요. 오일과 조명을 바꿔주시겠어요?"라고 말씀하시는 게 아니겠어요? 그분 등에는 땀이 나고 있었습니다. 저는 "네, 바로 바꿔드릴게요!"라고 대답하면서 '조명으로 뭐가 바뀌겠어?'하는 의문을 품은 채 하얀 색조의 조명으로 바꿨습니다.

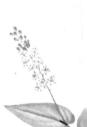

그랬더니 그순간 방의 온도가 쑥 내려가는 느낌이 들었습니다. 동시에 엎드려 있던 그분이 "이거라면 괜찮아요"라고 말씀하셔서 또 한 번 놀랐습니다. 조명을 피부로 느끼고 있었던 것입니다. 이번에는 오일도 차갑게 하는 작용이 있는 레몬과 페퍼민트로 다시 만들었더니 무척 마음에 들어하시

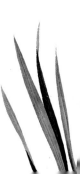

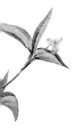

며 바로 숙면하셨습니다. 인간의 피부가 감각기라는 사실을 실감하는 귀중한 체험이었습니다. 이 경험을 통해 저는 에센셜오일을 선택할 때에는 반드시 매번 시향을 해야 하고, 향을 고를 때에는 그 날의 기온과 시간대도 고려해야 한다는 사실을 배웠습니다.

피부는 우리가 생각하고 있는 이상으로 감수성이 예민합니다. 그리고 트리트먼트로 피부의 감각을 높일 수 있습니다. 여기서 잊지 말아야 할 점은 피부를 통해 클라이언트에게 테라피스트의 컨디션과 정신 상태가 모두 전달된다는 사실입니다. 따라서 테라피스트는 심신을 항상 편안하게 유지해야 합니다.

오렌지색은 제2차크라_{p.201 참조}와 연결됩니다. 1+1=2. 즉 한 사람과 한 사람이 모여 무언가를 만들어내는 파트너십과 관련된 차크라입니다.

혼자 있을 때에는 '개성'이 존재하지 않으며, 감정도 거의 움직이지 않습니다. 그런데 누군가와 함께 있으면 서로의 가치관이나 사고방식의 차이를 인식하면서 '나'라는 개성이 나타나고 기쁨이나 분노 등의 감정도 맛볼 수 있게 됩니다. 오렌지의 향은 다른 사람과 적극적으로 관계를 맺는 가운데 '인생을 즐기며, 풍요롭게 삽시다!'라는 소리가 들리 듯 두근거리는 기분으로 만들어줍니다. 사람들이 모이는 장소에서 사용하면 따뜻한 향이 소통을 도와줍니다.

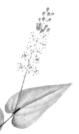

컬러테라피에서 오렌지색의 메시지는 '기쁨·환희joy'입니다. '즐기는 일에 이유 따윈 필요 없어', '그냥 편안하게 즐겨봅시다'처럼 낙관적인 메시지입니다. 오렌지의 향도 오렌지색과 같은 메시지를 가지고 있습니다.

오렌지 스위트는 오행五行으로 말하면 '나무木'의 에너지입니다. 나답게

살기 위해 여러 가지를 배우고 경험하려 하는 신선한 에너지를 느낄 수 있습니다.

✿ 개 요

오렌지의 향은 피부를 자극할 수도 있으므로 1% 농도 이하로 희석해서 사용하도록 합시다. 방향욕aromatic bath을 할 때 사용하면 염증을 일으킬 수 있으므로 전용 유화제를 사용하는 등 충분히 주의하시기 바랍니다.

✿ 신체작용

오렌지는 따뜻하게 하는 성질이 있어서 스트레스성 긴장을 풀어주는 역할을 합니다. 위장 장애 및 자율신경의 부조화, 대사불량성 부종을 느끼는 분은 정기적으로 트리트먼트할 때 사용해보시기 바랍니다.

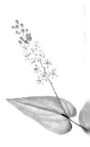

✿ 피부작용

피부 관리skin care를 할 때 사용하려면 알맞게 희석해야 합니다. 여드름 자국이 눈에 띄는 이른바 '오렌지스킨' 관리에 좋습니다. 얼굴 마사지를 할 때 사용하면 피부를 부드럽게 해줍니다.

✿ 심리작용

내 생각대로 하고 싶은데, 주위에서 반대하거나 생각대로 되지 않으면 불안해지고 좌절할 수 있습니다. 오렌지는 좌절감에서 벗어나게 도와줌

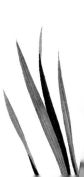

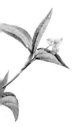

니다. 그리고 간결하면서도 밝은 향이 모든 일을 긍정적으로 받아들이게 해줍니다. 어떤 문제가 발생했을 때 '왜 이렇게 됐지!? 최악이야!'라고 받아들일지, '이런 일도 다 있네. 다음에는 주의해야지'라고 받아들일지는 모두 자신의 몫입니다. 오렌지는 후자의 기분이 들도록 이끌어줍니다.

모든 것은 어떻게 받아들이느냐에 따라 달라집니다. 인생 철학 같지만, 오렌지는 현실을 간결하고 낙관적으로 볼 수 있게 해주므로 '잘 사는 법을 가르쳐주는 향'이라고 부릅니다. 모든 일을 어렵게 생각하는 분이 사용하면 좋겠습니다.

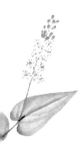

Point

- 오렌지는 몸과 마음을 따뜻하게 해주는 '따뜻한 오일warm oil'입니다.
- 메시지는 '기쁨joy'. 즐기는 기분을 누리고 싶을 때 사용합니다.
- 모든 일을 간결하고 낙관적으로 받아들여서 '잘 사는 법'을 가르쳐주는 향입니다.

7-B향의 Image Share

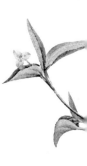

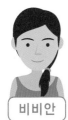

맡는 순간 옅은 핑크색 바람이 불어오는 것 같았습니다. '내가 해야할 일은 확실하게 한다. 그것이 지금 내가 해야 할 일'이라는 메시지가 있었습니다.

비비안

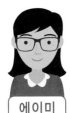

겨울에 모든 것이 멈춰버린 흑백의 세계가 펼쳐질 것 같은 느낌이었습니다. 계속 맡고 있었더니 머리가 욱신거리는 듯했습니다.

에이미

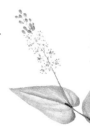

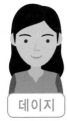

너무 진지하고 융통성 없이 완고한 마음을 가진 여성이 화를 내고 있으며, 나는 계속해서 사과하고 있는 듯한 느낌. 하지만 좀 더 맡아보고 싶은, 마음에 드는 향이기도 했습니다.

데이지

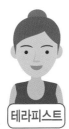

의지가 강한 여성의 이미지로, 진짜 상냥함을 알고 있기 때문에 엄격해질 수 있는 느낌. 하지만 '이렇게 해야만 한다'고 하나의 가치관을 강요하는 느낌도 들었습니다.

테라피스트

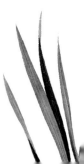

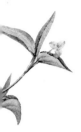

꼭 해야 하는 일에 '자신감'과 '의지'를 북돋아주는

7-B의 향 / 네롤리neroli

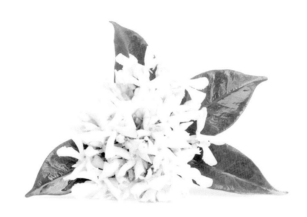

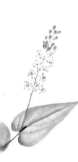

비터 오렌지bitter orange, 광귤 꽃에서 추출한 네롤리neroli는 정신을 고양시키는 화려함이 매력인 향입니다. 이른바 '천사의 고리'에 위치하는 제8차크라p. 207 참조의 향. 제8차크라가 활성화된 사람은 사명을 위해 개인의 의식을 뛰어넘어 사회에 공헌하는 에너지가 넘친다고 합니다. 간호사나 변호사 등 다른 사람을 돕는 일을 하는 분은 대부분 이 향을 좋아합니다.

과거에는 '네롤리는 모두가 좋아하는 향'이었지만, 시대가 변한 탓인지 지금은 호불호好不好가 분명하게 갈립니다. 좋아하지 않는 분은 향이 너무 세서 머리가 욱신거린다고 말씀하십니다. 어쩌면 자신의 사명에 무관심하거나 깨달음을 얻고 싶지 않는 경우 자기도 모르게 네롤리 향을 거부하고 있을지도 모릅니다.

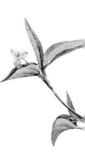

네롤리는 다이아나 전 영국 황태자 비가 사랑한 향으로 유명합니다. 매일 아침 세안할 때 네롤리를 몇 방울 넣은 냉수로 얼굴을 160번 패팅patting ; 화장수로 피부를 두드리는 미용법의 하나했다고 하지만, 다이애나가 네롤리 향을 좋아했던 이유는 미용 때문만은 아니었을 것입니다. 네롤리는 섬세한 마음에 부드럽게 어우러져 외부의 잡음을 차단하고, 자신의 사명 즉 진짜 해야할 일을 할 때 자신감과 결심을 북돋아주는 향입니다. 아주 강력한 에너지를 가지고 있기 때문에 전통적인 영국 왕실에 새로운 바람을 불러일으킨 다이아나 황태자 비를 지탱하게 해주었을 겁니다.

화려한 것들을 모두 가져 풍요롭게 보였던 다이애나 황태자 비는 사실 어렸을 때 '사랑'을 받지 못했습니다. 결혼 후에도 왕실 내 인간 관계나 언론 보도에 깊은 상처를 받으면서 지냈습니다. 그러던 중 자연스럽게 자선활동의 길을 걷게 되는데, 이 시기가 제8차크라의 활성과 연결되는 것 같습니다.

또 한 가지, 네롤리는 '그 냥 내버려둬'하는 심정에 딱 맞는 향입니다. 가족이나 파트너 등 주변 사람을 갑자기 잃었을 때 '누구라도 좋으니까 옆에 있어줘'라며 고독감을 못 견디는 분에게는 포옹에너지가 넘치는 로즈 향이 도움이 됩니다.

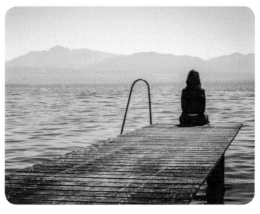

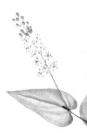

한편 '이 슬픔은 누구도 이해할 수 없어. 나 혼자 내버려뒀으면 좋겠어'라고 생각하는 분에게는 네롤리 향이 도움이 됩니다. '인간 관계에 지쳤어', '혼자 차

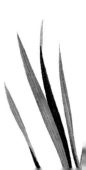

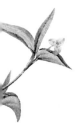

분하게 생각하고 싶어'라고 생각하는 분은 네롤리 향을 많이 선택합니다.

오행五行에서는 자신의 진정한 사명을 표현하는 '불火'의 에너지를 가지고 있습니다. 특히 매우 순수한 향이므로 자기 내면의 신성한 부분을 표현하고 싶을 때 권합니다.

✿ 개 요

특별한 금기 사항은 없습니다. 일반적으로 꽃의 에센셜오일은 임신기 사용을 금지하는데, 네롤리는 임신기에도 사용할 수 있습니다. 다만 반드시 평소보다 낮은 농도로 희석해주십시오.

✿ 신체작용

네롤리는 '마음을 차분하게 해주는 향'입니다. 교감신경을 진정시키고, 스트레스에 의한 긴장성 트러블에 효과가 있습니다. 또한 자율신경실조증이나 월경전증후군PMS, 갱년기의 불안정한 정서에도 효과가 뛰어납니다.

✿ 피부작용

네롤리는 새로운 피부세포의 성장을 돕고 피부 탄력성을 높여주는 기능이 있어서 노화 피부 관리에 굉장히 인기가 있습니다. 캐리어오일carrier oil/base oil ; 식물의 씨와 과육에서 추출한 식물성 오일에 1% 농도 이하로 희석하여 사용하면 임신선임산부의 배 또는 유방에 생기는 붉은 기가 있는 보라색의 가느다란 선 제거에도 도움이 됩니다.

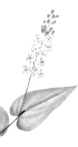

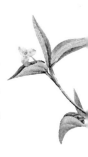

❀ 심리작용

몸보다 마음에 깊이 작용하는 향으로, 불안초조한 기분에 평안함을 줍니다. 섬세한 에너지를 가지고 있어서 감수성이 풍부하여 주변의 감정을 쉽게 받아들이는 탓에 자신의 에너지가 쉽게 소모되는 분을 지켜주는 향이기도 합니다.

테라피스트 중에는 시술 후에 피곤이 몰려온다고 말씀하시는 분이 계십니다. 그 이유는 클라이언트에게 영향을 받았거나, 클라이언트에 너무 몰입한 나머지 자신의 에너지가 소진되었기 때문일 수 있습니다. 그런 경우 에너지 보호 차원에서 트리트먼트 전에 테라피스트 자신에게 네롤리 향을 사용해보시기 바랍니다.

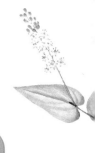

Point
- ·⫘ 네롤리는 정신이 고양되는 향. 자신이 정말하고 싶은 일을 할 수 있도록 자신감과 의지를 높여줍니다.
- ·⫘ 섬세해진 마음에 깊은 위안을 가져다줍니다.
- ·⫘ 꽃의 에센셜오일이지만 임신기에도 사용할 수 있을 만큼 안전성이 높아서 인기가 많습니다.

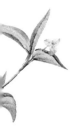

7-C향의 Image Share

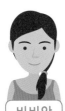

비비안

꽃에서 추출한 향인데, 맡은 후에는 녹색계통 향의 느낌이 들어서 기분이 매우 상쾌해졌습니다. 핑크색 아지랑이 속에 옅은 녹색 빛이 들어와 섞이고 있는 듯한 이미지였습니다.

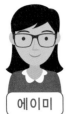

에이미

등이 쭉 펴지면서 내 안에 하나의 심지가 통하는 느낌. 굉장히 릴랙스되면서, 그 상태로 몰두하면 어떤 일이든 성공할 수 있을 것 같은 기분이 들었습니다.

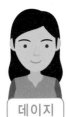

데이지

지금까지 맡아본 적이 없는 향이었습니다. 무언가를 해내고 싶을 때 '마음이 그렇게 하기로 하면 더 이상의 말은 필요 없다'는 메시지를 받았습니다.

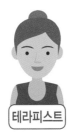

테라피스트

잠시 멈춰 서서 넓은 평야와 초원을 보고 있는 듯한 이미지. '눈 앞에 벌어진 일들은 누구에게나 같다. 진짜 나다움을 소중히 여기자'라는 메시지가 떠올랐습니다.

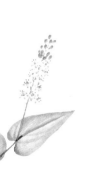

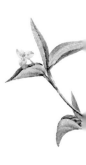

마음을 열고 솔직하게 해주는

7-C의 향 / 페티그레인petitgrain

페티그레인petitgrain은 비터 오렌지bitter orange의 잎 에센셜오일입니다. 분명한 녹색green계인데, 성분은 라벤더와 비슷합니다. 라벤더 향을 별로 안 좋아하는 남성분에게 라벤더 대신 페티그레인을 시향해드리면 "이거라면 괜찮아요"라고 말씀하시는 경우도 있습니다.

쓴 향이라, 남성분들이 좋아하는 것 같습니다. 단지 향이 강해서 다른 에센셜오일과 블렌딩할 때 '아주 소량'만 넣어야 합니다. 향이 살짝 나는 정도로 블렌딩하여야 페티그레인의 매력이 살아납니다.

페티그레인이 주는 메시지는 '가슴이 시키는 대로 한다'입니다. 가슴을 열고 솔직하게 해주는 향입니다. 예를 들어 A를 선택하고 싶은데 다른 사람들의

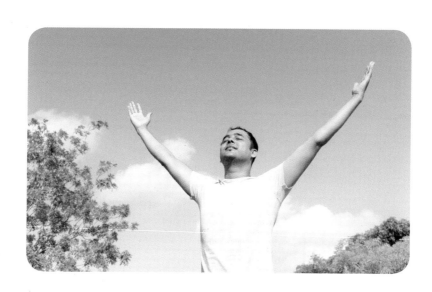

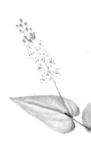

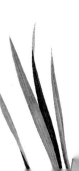

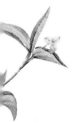

시선을 의식하여 B를 선택해야 할 것 같을 때, 페티그레인은 '마음이 A라고 말하니까, 솔직하게 A로 선택해!'라고 내 마음에 격려의 에너지를 쏟아 부어줍니다.

잎의 색이 녹색이어서 제4차크라하트 차크라, p.203 참조와 연결됩니다. 차크라 중에서 하트 차크라는 가장 강력한 힘을 가지고 있습니다. 인간에게 가장 중요한 것은 사랑과 마음에서 우러나오는 선택이니까요.

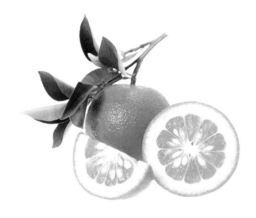

광택으로 반짝이는 잎은 단단하며 넓은 모양입니다. 그렇기 때문에 가는 털이 많고 부드러운 잎과는 정반대의 성질을 가지고 있습니다. 가는 털은 외부를 향한 안테나 역할을 합니다. 털이 없는 페티그레인의 향은 '나는 나'라는 강함을 갖게 해줍니다. 자신의 가치관보다 다른 사람의 가치관을 먼저 생각하는 분에게 강력 추천합니다.

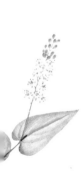

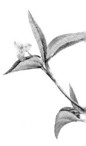

"향이 너무 강해요"라고 하시는 분은 블렌딩할 때 살짝 느낌만 주는 정도의 미량만 더해보세요. 말로 표현할 수 없는 섬세함과 상쾌함을 연출해주므로 이 향이 매우 좋아지게 될 것입니다.

오행五行에서는 낡은 생각을 내던지고 새로운 단계로 올라갈 때의 에너지인 '금金'의 성질을 가지고 있습니다.

❀ 개 요

특별한 금기 사항은 없지만, 향이 강하므로 충분히 희석해서 사용하시기 바랍니다.

❀ 신체작용

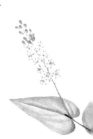

페티그레인은 성분이 라벤더와 비슷해서 '밸런서balancer'로서 훌륭한 효과를 발휘합니다. 부교감신경에 작용하므로 심신이 긴장되었을 때 추천합니다. 방향욕aromatic bath이나 방향제로 사용하면 좋습니다. 감귤계의 에센셜오일과 블렌딩하면 한층 상쾌한 향이 됩니다.

❀ 피부작용

페티그레인은 피부의 균형을 잡아주는 역할을 하므로 지성 피부, 여드름, 지루성 두피에 좋습니다. 살균 및 악취 제거 기능도 있으므로 바디샴푸나 바디로션에 첨가하기도 합니다. 남성의 피부 관리에 사용하기 좋은 에센셜오일입니다.

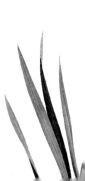

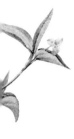

❀ 심리작용

다른 사람들의 평가가 신경 쓰여서 마음이 위축되어 있을 때 권합니다. 페티그레인 향은 마음을 풀어주고 '나답게 있어도 괜찮아'라는 기분이 들게 해줍니다.

잎의 색인 녹색은 컬러테라피에서 '진짜 나', '진실 탐구'를 의미합니다. 정신적 성숙과 관련된 그린처럼 페티그레인 향도 자신의 마음속 깊은 곳과 마주할 수 있게 해줍니다.

주변의 가치관이 아니라, 자신의 내면에서 울리는 소리가 답이라는 사실을 가르쳐주는 향입니다. 내가 진정으로 원하는 게 무엇인지 알고 싶어서 내면의 목소리에 귀를 기울이고 싶을 때 페티그레인은 굉장히 도움이 됩니다. 나를 비춰주는 거울과 같은 역할을 하는 라벤더와 블렌딩해서 사용해도 좋습니다.

이해득실만 따져서 머리로 생각하기보다 가슴이 '이쪽!'하고 가리키는 곳을 따르는 선택이 결국 행복한 길입니다. 페티그레인을 활용하여 마음의 소리를 따라가는 선택을 하시기 바랍니다.

Point

- 페티그레인이 주는 메시지는 '가슴이 시키는대로'. 머리가 아닌 가슴이 기뻐하는 쪽을 선택하고 싶을 때 사용합니다.
- 라벤더와 성분이 비슷하므로 라벤더 대용으로 사용해도 좋습니다.
- 향이 매우 강하므로 극미량만 사용해야 합니다.

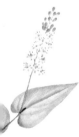

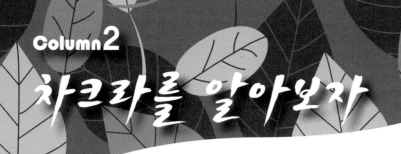

차크라를 알아보자

차크라에 대하여

'차크라chakra'란 산스크리트어고대 인도의 범어로 '차륜車輪, 바퀴, 원'이라는 뜻이며, '회전한다'는 의미를 내포하고 있습니다.

차크라는 온몸에 존재하지만, 여기에서는 신체 중심부에 있는 주요한 8가지 차크라에 초점을 두겠습니다.

현대의학은 제1~제7차크라가 호르몬을 생성하는 내분비선과 맞닿아 있다는 사실을 밝혔습니다. '식물호르몬'이라 하는 에센셜오일은 인간의 호르몬 분비를 활성시킵니다. 따라서 아로마테라피가 차크라에 영향을 준다는 개념은 과학적으로 타당성이 있습니다.

여기에서는 정신 기능과 제1~제8차크라의 관계성을 살펴보기로 합니다.

제1차크라 물라다라 차크라Muladara chakra

[회음會陰 차크라, 베이스 차크라base chakra]

핵심 메시지 | 그라운딩grounding, 풍부함, 존재에 대한 깊은 안심

관련 에션셜오일 | 시더우드 아틀라스, 진저, 파촐리

남성은 회음과 항문 중간 사이의 전립선 신경총에, 여성은 자궁경관 뒤쪽에 제1차크라가 있습니다.

현실을 사는 기반이 되는 강력한 차크라입니다.

'인생이란 다양한 체험의 장이며, 인생의 주인공은 나. 내가 겪은 모든 일은 성장의 기회라는 강한 생각으로 인생을 자신의 발로 씩씩하게 걸어가는 에너지와 관련됩니다.

한편 '다른 사람보다 두 배로 열심히 하지 않으면 인정받지 못하는 게 아닐까?'하는 불안감이 있는 사람이 제1차크라가 활성되면 '필요 이상으로 열심히 하지 않아도, 나는 나 자체로 충분히 가치가 있는 존재다'라는 깊은 안도의 마음을 갖게 됩니다.

육체에 에너지를 주고 있으므로 제1차크라가 약해지면 면역력이 저하되는 증상이 나타납니다.

제2차크라 스와디스타나 차크라Swadisthana chakra

[단전 차크라, 천골 차크라sacral chakra]

핵심 메시지 | 협력, 남성성과 여성성의 조화, 창조성과 기쁨, 감정 조절

관련 에션셜오일 | 오렌지 스위트, 자스민

생식과 배설기관에 해당됩니다. 우리는 현실에서 다른 사람과 부대끼며 맺은 인간 관계로부터 '나와 다른 사람의 사고방식과 가치관이 다르다'는 사실을 이해합니다.

제2차크라는 나와 남을 존중하면서 '나다움'에 눈뜨는 에너지와 관련이 있습니다. 감정과 연관된 차크라로, 인간 관계에서 큰 충격을 받으면 제2차크라가 정체되어 모든 일을 머리로만 파악합니다. 모든 일에 이성적으로 납득 가능한 이유가 있어야만 직성이 풀리는 사람이 제2차크라가 활성되면 '인생은 즐기는 것'이라는 기쁨의 감각을 되찾을 수 있습니다.

생식기에 에너지를 공급하고 있어서 생식에도 영향을 줍니다. 한 사람과 한 사람의 에너지가 융합하여 새생명이 만들어지는 '창조' 에너지에도 관여하는 차크라입니다.

제3차크라 마니푸라 차크라Manipura chakra

[태양신경총 차크라]

핵심 메시지 | 개성 강화, 자존심, 내 인생에 대한 책임감, 사회 속에서
　　　　　의 '나'

관련 에션셜오일 | 일랑일랑, 그레이프프루트, 주니퍼, 블랙페퍼, 레몬

　척주 속벽 위쪽, 배꼽 바로 뒤에 위치한 태양신경총복강신경총, solar plexus
으로 보석의 도시를 의미합니다. 부신 · 췌장 · 비장 · 위 · 간 · 체온 등에
영향을 줍니다.

　다른 사람과 내가 다르다는 사실을 깨달으면 '나는 도대체 어떤 인간일
까?'하는 자신의 개성에 대한 탐구가 시작됩니다. 제3차크라는 자신의 재
능과 가능성을 인정하고 바깥으로 표현하는 '자존심'과 '개성의 확립'과 관
련이 있습니다. '다양한 경험을 통해 자기 내면의 자신감과 행복감을 깨닫
는다'라는 메시지를 갖고 있습니다.

　내면의 감각을 소중히 하지 않고 세간의 평가만 추구하면, 두려움의 감
정이 부풀어올라 균형이 무너집니다. 사회적 평가나 지위, 명성에 얽매인
사람이 제3차크라를 활성시키면 진짜 나의 행복과 마주할 수 있습니다.

제4차크라 아나하타 차크라 *Anahata chakra*

[가슴heart 차크라]

핵심 메시지 | 있는 그대로의 자신을 받아들인다, 가슴을 열다, 조화,
무조건적인 사랑

관련 에선셜오일 | 제라늄, 페티그레인, 버가못, 마조람, 로즈 오토

제4차크라는 가장 강력한 힘을 가지고 있으며, 인간에게 가장 매우 중
요한 '사랑'과 관련이 있습니다.

있는 그대로의 나를 받아들입니다. 다른 사람과 비교하지 않습니다. 자
신을 판단하지 않습니다. 자신이 좋아하는 면뿐 아니라 받아들이고 싶지
않은 부분도 있는 그대로 바라보고, 순간순간 요동치는 감정도 모두 그대
로 느낍니다. 이러한 '수용'은 나를 사랑하는 것으로 이어집니다. 나를 사
랑하면, 나의 내면으로 들어온 사랑이 바깥으로 퍼져서 다른 사람에 대한
공감과 사랑이라는 '조화'를 낳습니다.

이상理想적인 나의 모습을 만들어 연기하면서 항상 '좋은 사람'으로 보
이는 데에만 초점을 두면, 내면의 소리를 제대로 들을 수 없게 됩니다. 나
자신과 마음을 나눌 수 없는 사람은 당연히 다른 사람과 마음을 나눌 수
도 없지요. 이때 제4차크라가 활성되면 마음을 열고 있는 그대로의 나로
있는 편안함을 되찾게 됩니다.

📌 제5차크라 비슈디 차크라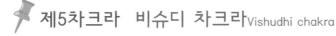Vishudhi chakra

[목throat 차크라]

핵심 메시지 | 자신에게 성실하다, 진정한 의지 표현, 자유, 소통

관련 에션셜오일 | 티트리, 유칼립투스

있는 그대로의 나본래의 진정한 나를 신뢰하라는 메시지와 관련된 차크라입니다.

제1~4차크라는 물질 세계를 살아가는 데 필요한 힘을, 제6~7차크라는 정신 세계 및 인생의 비전을 담당합니다. 이 두 차원을 연결하는 제5차크라는 '나'라는 존재를 영적인 삶으로 이끌어주는 역할을 합니다.

'세상에 오직 하나뿐인 나. 그렇기 때문에 나 자신에게 성실하게 살아야 합니다. 다른 사람을 흉내내는 것이 아니라, 나의 내면에서 나오는 에너지로 인생을 만들자'라는 창조성과 연관됩니다.

진정한 나의 의지를 말로 표현하면 제5차크라가 활성됩니다. 반대로 진정한 나의 의지와 다른 언행을 하면 목이 막히거나, 기침을 하는 등 불편한 증상이 생깁니다.

제6차크라 아즈나 차크라 Ajna chakra

[미간眉間 차크라, 제3의 눈 차크라 third eye chakra]

핵심 메시지 | 이원성을 뛰어넘는 시점, 영감과 깨달음, 체험에 대한
통찰, 인생에 대한 신뢰

관련 에션셜오일 | 페퍼민트, 로즈마리

자신을 깊이 신뢰하는 데 필요한 직감력과 연결된 차크라입니다.

'제3의 눈'은 두 눈 위에 위치하며, '양극을 뛰어넘는 시점'을 의미합니다. 제3의 눈으로 세상을 보면 이 세계의 이원성, 즉 선과 악이라는 판단에 속박되지 않고, 눈 앞의 모든 일이 나에게 어떤 의미가 있는지 알게 됩니다. 제3의 눈에는 일어나는 일의 표면이 아닌 본질을 꿰뚫어보는 힘이 숨어 있습니다.

제6차크라가 활성되면 내가 만나는 모든 상황에는 내가 깨달아야 할 인생의 진리가 있다는 사실을 이해합니다. 그리고 나에게 깨달음을 주기 위해 찾아온 상황을 피하거나 눈치채지 못하면 그 상황은 모양을 바꿔가며 나타납니다. 살면서 항상 같은 지점에서 막히는 분이 제6차크라를 활성시키면 자신을 성찰하는 힘이 강해집니다.

제7차크라 사하스라라 차크라Sahasrara chakra

[정수리 차크라, 크라운 차크라crown chakra]

핵심 메시지 | 모든 것과 연결된 일체감, '지금 이 순간'을 산다,
변화, 감사

관련 에션셜오일 | 샌달우드, 프랑킨센스, 라벤더

'우리 한 사람 한 사람은 전체의 일부이며, 모든 것이 연결되어 있다'는 일체감과 관련된 차크라입니다.

과거와 현재의 모든 인연과 경험은 나를 성장시키기 위한 선물입니다. 마찬가지로 나와 관계를 맺고 있는 사람들 또한 나를 통해 성장하고 있습니다. 우리는 전체 중 개체로서 모두 연결되어 살아갑니다.

제7차크라가 활성되면 일상에서 영적인 깨달음의 순간을 알아차릴 수 있습니다. 즉 영적인 세계에 한 발 딛고, 마음과 오감을 활짝 열어 '지금 이 순간'의 현실을 살게 됩니다. 제7차크라가 활성된 상태에서는 현실에 깊게 뿌리를 내리고 살면 살수록 정신적으로 성숙해집니다.

'나'라는 유일무이한 존재가 진정 원하는 삶을 산다면 세상 전체는 풍요로워집니다.

제8차크라 소마 차크라Soma chakra

[두상머리 위 차크라]

핵심 메시지 | 혼의 목적, 고차원과의 연결, 우주의 예지, 인류의 사명

관련 에션셜오일 | 네롤리, 안젤리카, 로즈우드

머리 위 20cm 정도에 위치하며, 육체라는 한계를 벗어나 사회 전체와 연결된 차크라입니다.

눈 앞에 펼쳐지는 모든 장면은 나의 내면에서 일어난다는 사실, 즉 '모든 것은 자기 자신을 비추는 거울'이라는 깨달음을 바탕으로 '사회 속에서 어떻게 살 것인지?'와 관련이 있습니다.

제8차크라가 활성되면 나의 행동은 늘 사회에 영향을 미치고 있다는 사실을 이해하게 됩니다. 그래서 나에게 기분 좋고, 솔직한 쪽을 지향합니다. 그리고 마침내 '나답게 사는 삶'을 실현합니다.

차크라 컬러

라벤더의 꽃은 보라색violet, 로즈마리의 꽃은 청색blue, 잎은 녹색green,
감귤계는 노란색yellow이나 오렌지orange색입니다. 에센셜오일로 추출하기
전 원래 식물의 색이 어떤 차크라와 이어지는지 알아봅시다.

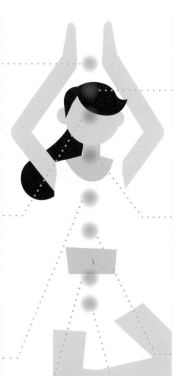

제8 차크라 두상頭上(머리 위)

컬 러	진홍색magenta
신체 부위	두상 20cm 정도/개인을 뛰어넘는 의식
부조화 시	에고에 갇힘/모든 것을 선악으로 판단
메 시 지	혼의 목적을 이해/양극의 통합

제6 차크라 미간眉間

컬 러	검정에 가까운 청색indigo blue
신체 부위	뇌/신경계/감각기/송과체
부조화 시	혼란/너무 많은 생각/기분이 가라앉음/막막함
메 시 지	영감과 깨달음/체험에 대한 이해

제4 차크라 가슴(가슴의 중심)

컬 러	녹색green, 핑크pink
신체 부위	흉선/심장/흉곽/순환기
부조화 시	질투/자기부정/용서 못함
메 시 지	마음을 연다/있는 그대로의 자신을 수용

제2 차크라 단전丹田(생식기)

컬 러	오렌지orange
신체 부위	생식기/대장/골반/척추하부/맹장/방광
부조화 시	감정의 블록/이론적/불안정한 성욕/의존
메 시 지	협력/창조성/성적 매력

제7 차크라 머리(두부, 두정)

컬 러	보라색violet
신체 부위	두정/대뇌피질/두개골의 상부/두피
부조화 시	강박관념/무기력/과도한 사고/비현실적
메 시 지	모든 것과 이어진 일체감/'지금 이 순간'을 산다

제5 차크라 목(고개)

컬 러	청록색turguoise blue, 청색blue
신체 부위	갑상선/목/기관/식도/고개/입속/귀
부조화 시	푸념/악담/하고 싶은 말을 못함/자기 기만
메 시 지	자신에게 성실/말로 표현하는 소통

제3 차크라 위장(명치)

컬 러	노란색yellow
신체 부위	췌장/소화기
부조화 시	자신감 저하/걱정/무책임/지위나 명성에 집착
메 시 지	개성의 강화/자신의 재능이나 가능성 표현

제1 차크라 회음會陰

컬 러	빨간색red
신체 부위	부신/골격/하반신/직장/면역계/혈액/신장
부조화 시	분노/불안/두려움/현실도피/물질에 대한 집착
메 시 지	그라운딩/존재에 대한 안심

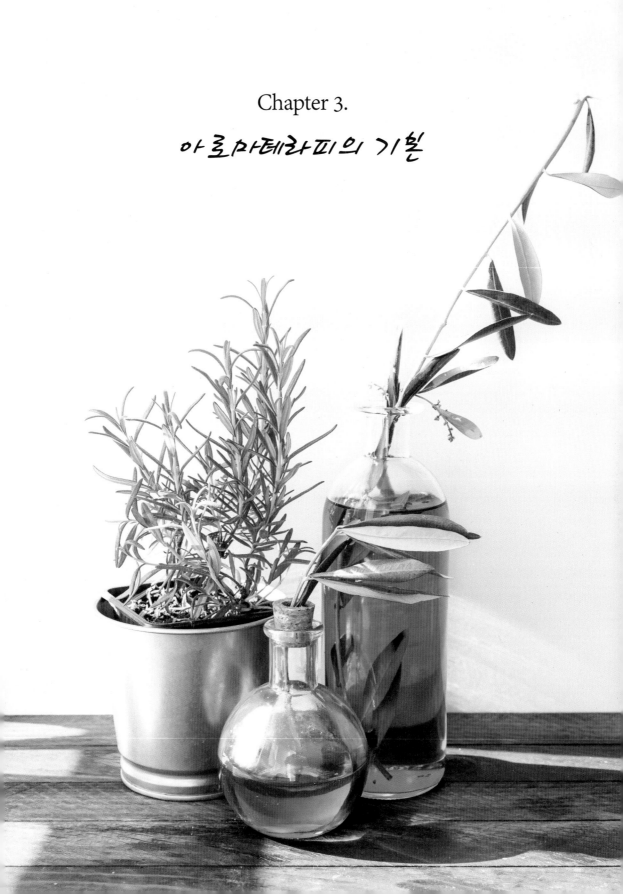

Chapter 3.

아로마테라피의 기본

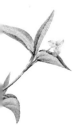

에센셜오일을 즐기는 방법

우리의 몸과 마음에 놀라운 기적을 선물하는 에센셜오일을 일상에서 적극 사용해봅시다.

다음은 아로마테라피를 안전하게 즐기기 위한 기본 사항입니다. 에센셜오일은 반드시 안전한 농도로 희석하여 사용합시다.

목 적	에센셜오일이 들어간 제품	에센셜오일 농도
얼굴 관리	화장수, 크림, 마사지 오일, 립 크림 등	1% 이하
머리 관리	샴푸, 컨디셔너	1% 이하
오일 마사지	바디용 오일, 두피용 오일	2% 이하
클레이 케어 (clay care)	팩, 치약 등	0.5% 이하
방향욕 (aromatic bath)	배스 솔트, 배스 오일, 클레이 배스, 전용 유화액 등	1회의 입욕에 5~6 방울
방향제	룸 스프레이, 디퓨저 등	하나의 방에 5~6 방울
향 수 (fragrance)	오 데 코롱, 오 드 뚜왈렛, 오 드 퍼퓸 등	3~25% 정도

* 그밖의 사용법에 대해서는 아로마 테라피스트에게 상담하시기 바랍니다.

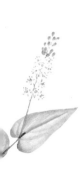

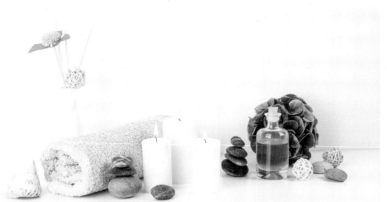
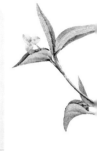
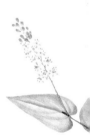

✽ 같은 에센셜오일을 장기간 계속해서 사용하지 말 것. 2주간 사용하면 1주간 쉬는 식으로 일정한 간격을 두고 사용합니다.

✽ 향에 대한 선호는 컨디션, 호르몬 밸런스, 기분 등에 따라 변합니다. 좋지 않게 느껴지는 향을 무리해서 계속해서 사용하면 안 됩니다. 마음에 드는 향을 사용하는 것이 아로마테라피의 기본입니다.

✽ 에센셜오일을 피부에 사용할 때에는 사전에 스킨테스트skin test 를 해야 합니다.

✽ 피부 염증 등 이상이 생긴 경우에는 사용을 중지하고 의사의 진찰을 받으시기 바랍니다.

✽ 임신 중이신 분은 사용을 권하지 않습니다. 만약 사용을 원한다면 사용 가능 시기나 사용할 수 있는 에센셜오일의 종류를 확인하시기 바랍니다.

✽ 어린아이, 고령자, 과거 병력이 있으신 분에게 사용할 때는 사전에 전문가와 상담하여 안전성이 높은 에센셜오일을 엄선하여 사용해야 합니다.

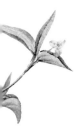

스킨테스트 방법

    작은 숟가락 하나5ml의 물이나 캐리어오일carrier oil ; 식물의 씨와 과육에서 추출한 식물성 오일에 에센셜오일을 한 방울 넣습니다1% 농도로 희석. 잘 섞은 후 위팔 안쪽 등 피부가 얇은 부위에 뿌리고, 30분 정도 상태를 지켜봅니다알레르기 체질이나 민감성 피부인 분은 뿌린 부위 위에 반창고를 붙이고, 24시간 정도 상태를 봅니다. 만일 발진이나 가려움이 생기면 그 에센셜오일은 피부에 맞지 않다고 볼 수 있습니다.

 ## 에센셜오일 취급 방법

❀ 품질 좋은 제품을 구입합시다. 신뢰할 수 있는 전문점에서 구입을 권합니다.

❀ 에센셜오일은 인화성이 있습니다. 화기 근처에서 사용할 때 주의하시기 바랍니다.

❀ 광독성의 성분이 포함되어 있는 에센셜오일을 낮에 피부에 사용할 때 주의하시기 바랍니다.

❀ 피부에 사용할 때는 개봉 후 1년 이내감귤계는 반 년 이내의 제품을 사용하시기 바랍니다.

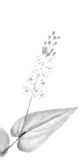

보관 시 주의사항

❀ 아이들이나 애완동물의 손이 닿지 않는 곳에 보관하시기 바랍니다.

❀ 산화나 휘발을 막기 위해 사용 후에는 바로 뚜껑을 닫아주시기 바랍니다.

❀ 병 바깥쪽에 에센셜오일이 묻어 있으면 바로 닦아주시기 바랍니다.

❀ 직사광선, 고온, 온도 변화가 심한 장소를 피하고, 서늘하고 어두운 곳에 보관하시기 바랍니다. 일반적으로 에센셜오일의 보관에 적합한 온도는 15도 전후입니다.

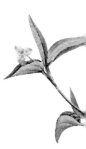

올바르게
　사용하면서
　　즐깁시다

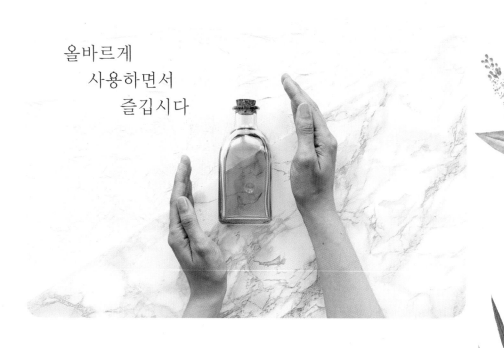

맺치며

저는 아로마테라피를 배우려는 분들께 이렇게 말씀드립니다.

"아로마테라피를 배운다고 반드시 아로마테라피스트가 될 필요는 없습니다."

지금까지 이 말을 듣고 마음이 놓였다는 분이 많습니다. 아로마테라피를 공부한 후에 아로마와 관련된 일을 하고 싶다는 생각은 자연스럽게 들 수 있습니다.

하지만 우리는 향 앞에서 거짓말을 할 수 없습니다. '좋다!' 고 느끼는 향에는 자연스럽게 마음이 두근거리고, '불쾌하다'고 느껴지는 향은 가슴 깊이 들여마실 수 없습니다. 매일 향과 마주할수록 '나에게 이건 필요해', '이건 필요 없어'라는 감각이 연마되어, 나에게 정말 필요한 것을 알 수 있습니다. 그리고 진짜 행복의 길이 보입니다.

그 길은 여러 나라를 여행하는 것일지도 모르고, 지금의 일을 그만두지 않는 것일 수도 있습니다. 인생의 선택지는 무한히 많기 때문에 반드시 아로마테라피스트가 되는 길이 최선이라고 말할 수 없습니다.

그러므로 '아로마테라피=일'이라고 규정짓지 말고, 우선 자신을 알기 위해, 그리고 진짜 행복을 깨닫기 위해 배워 보세요. 에센셜오일이 싹 트기만을 기다리는 자신의 가능성에 빛을 비추어 깨닫게 해줄 겁니다. 단지 한 번뿐인 인생 자신이 정말 행복하다고 느끼는 삶을 살아야죠.

"Awakening Aromatherapy"는 '이렇게 하면 이렇게 된다'는 공식이 아니라, 한 사람 한 사람에게 필요한 변화나 치유를 가져다주는 방법입니다. 말로 설명하기 어려운 기법method을 서적으로 정리할 수 있게 된 것은 무엇보다도 기적이라고 생각합니다.

2016년 2월
고바야시 케이

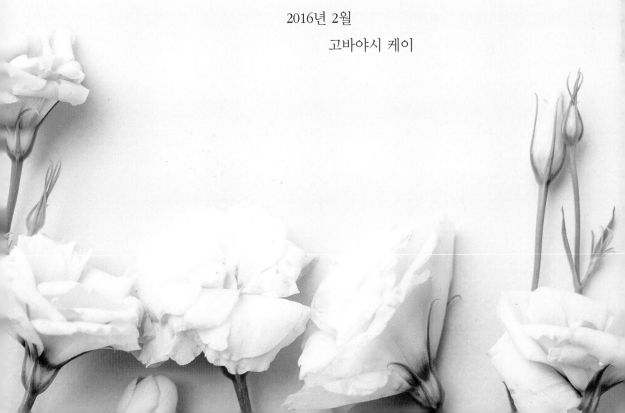